CONVIVIR CON MIGRAÑA

Dr. Abián Muñoz García

CONVIVIR CON MIGRAÑA

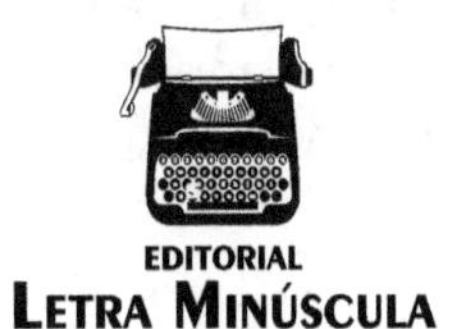

EDITORIAL
Letra Minúscula

Con el apoyo y patrocinio de la SOCANE (SOCIEDAD
CANARIA DE NEUROLOGÍA)

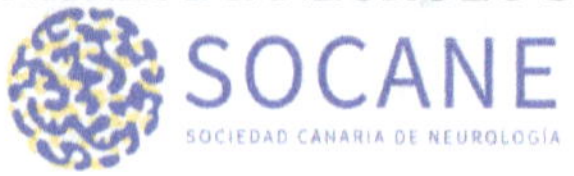

Con el apoyo de AEMICE (Asociación Español de Migraña y
Cefalea)

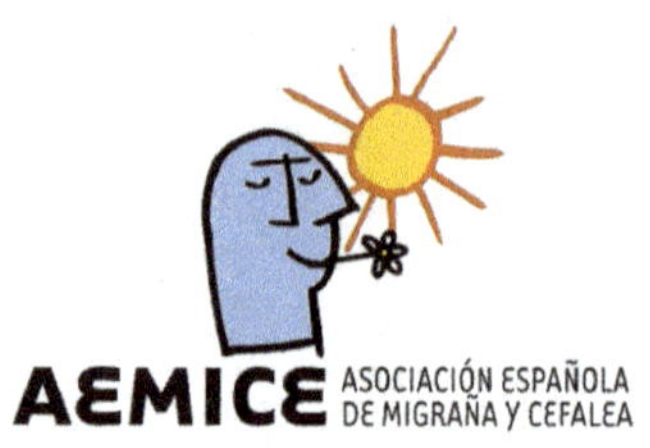

Con el Aval Social de la SEN (SOCIEDAD ESPAÑOLA DE
NEUROLOGÍA)

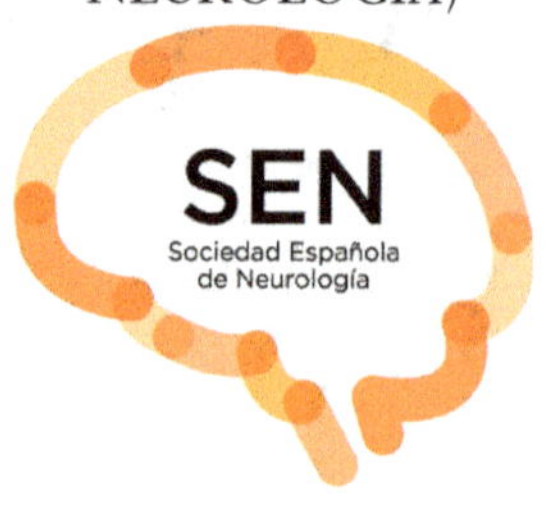

Primera edición: mayo de 2024
ISBN: 978-84-10343-83-2
Copyright © 2024 Dr. Abián Muñoz García
Editado por Editorial Letra Minúscula
www.letraminuscula.com
contacto@letraminuscula.com

ÍNDICE

SOBRE EL AUTOR:

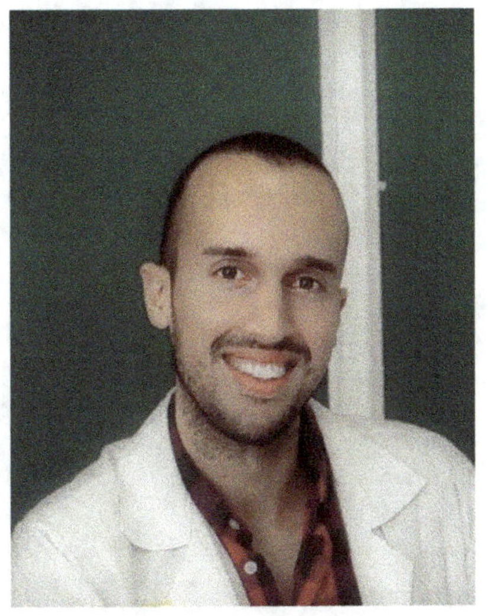

El Dr. Abián Muñoz García es médico especialista en neurología con particular dedicación a personas con cefaleas. Licenciado por la Universidad de Salamanca, actualmente trabaja en la Unidad de Cefaleas del Complejo Hospitalario Universitario Insular de Las Palmas de Gran Canaria, España. Pertenece a la Junta Directiva de la Sociedad Canaria de Neurología. Participa como docente, colabora para la realización de proyectos de investigación y realiza charlas formativas en el Área de Cefaleas.

¿La migraña te trae de cabeza?
Secretos para que
no te amargue la vida

PRÓLOGO 1 – DR. NORBERTO RODRÍGUEZ ESPINOSA

Haber podido leer la obra del Dr. Abián Muñoz *Convivir con migraña* ha sido un privilegio y un motivo de satisfacción profesional; que me confiara prologarla, ha sido todo un honor. Hay disponibles muchos textos sobre migraña destinados a estudiantes o a profesionales; sin embargo, escasean, particularmente en la literatura en castellano, buenas obras orientadas a los pacientes y a sus convivientes próximos, para que puedan comprender los fenómenos asociados a la migraña.

En nuestro entorno contamos con muy buenos profesionales y el Dr. Muñoz es uno de ellos, aunque lo que definitivamente le otorga un matiz diferencial es su pasión. Si detecta una carencia o un hueco en el que aportar, el Dr. Abián Muñoz desplegará todo su entusiasmo y empleará todo el tiempo y trabajo necesarios para culminar esa empresa, igual que ha culminado este manual para los pacientes.

Esta obra aporta información veraz, certera y rigurosa, pero en un estilo cercano y muy próximo a la realidad con la que conviven a diario las personas que sufren migraña. Es indudable que este modelo ha surgido del ejercicio clínico y de la labor diaria del Dr. Muñoz al lado de los pacientes; también de un empeño con el que no ha regateado. Hay numerosas horas de trabajo y mucha empatía en esta obra. La transmisión de conocimientos es una labor del médico, indisoluble de la práctica clínica y así se ha entendido a lo largo de generaciones. Sin embargo, esta labor docente, tradicionalmente más vinculada a la formación de otros médicos y profesionales sanitarios, ha adquirido en los últimos tiempos una nueva dimensión, más social, contribuyendo a la difusión del conocimiento y a la formación específica de los pacientes. Los pacientes formados, particularmente aquellos que padecen procesos crónicos, aprenden a convivir mejor con la enfermedad, toman mejores decisiones y eso favorece el control de los síntomas y la calidad de vida. Las escuelas de pacientes son una iniciativa de éxito que se está implantando en todos los dispositivos sanitarios en los que resulta factible. Esta obra tiene ese mismo propósito: aportar conocimiento, despejar las incertidumbres y algún miedo, y ofrecer buenas pautas y consejos de aplicación cotidiana, pero muy eficaces.

Sinceramente, invito a que la disfruten, particularmente a todas las personas aquejadas de migraña ya que se van a ver reflejados en sus síntomas, además de que obtendrán respuesta a todas las preguntas que alguna vez se han hecho.

Dr. Norberto Rodríguez Espinosa

Neurólogo y jefe de Estudios de Formación Especializada en el
Hospital Universitario Nuestra Señora de Candelaria, Tenerife
Presidente de la Sociedad Canaria de Neurología (SOCANE)

PRÓLOGO 2 – SRA. ELENA RUIZ DE LA TORRE GÓMEZ DE BARREDA

Me gusta decir, y además estoy convencida de ello, que las personas que sufrimos migraña, especialmente de manera severa, somos superhéroes o superheroínas. Llevamos adelante una vida como cualquier otro: el colegio, los amigos, las parejas, la universidad, la carrera profesional, los hijos, la familia, las obligaciones… y para nuestra desesperanza, la migraña.

Esas crisis de migraña que aparecen y desparecen a lo largo de toda nuestra vida, sin casi poder evitarlo y sin previsión alguna, en la mayoría de los casos, además, sin prácticamente comprensión del entorno y sin apoyos sociales, legales o laborales.

Una condición, enfermedad o desorden neurológico tan personal como la propia huella digital, tan desconocida para algunos como conocida para otros, en ocasiones tan dócil y a veces tan rebelde, pero siempre, siempre tan desesperante.

Este cerebro hiperexcitable, hiperrespondedor, hiperprotector e hipersensible lo es para lo malo y también para las cosas buenas de la vida. Esa misma migraña nos hace fuertes, valientes, resilientes, luchadores y, además, según se dice, creativos, responsables, perfeccionistas y muy activos. Estoy segura de que así es. En un día sin crisis, sin dolor, seríamos capaces de mover montañas.

Como en el resto de las enfermedades, hay gente que la padece de manera muy aguda, hasta con más de quince crisis al mes, y gente que la padece de pasada. No es lo mismo. La sociedad solo ve a los menos afectados y opina por lo que ve. Hace falta mucha investigación y mucho conocimiento, que será lo que nos lleve en el futuro al respeto y a la comprensión.

El mundo de la migraña es un mundo complejo y hay que implicarse activamente para prevenirla, para evitarla y para tratarla. Si tu médico se rinde o no estás mejorando, no te rindas tú, no te conformes, busca un buen profesional especializado en el tratamiento de la migraña.

En este libro vamos a encontrar mucha información científica y buenos consejos prácticos, pero, sobre todo, vamos a encontrar una gran dosis de esperanza.

Doña Elena Ruiz de la Torre Gómez de Barreda

Vicepresidenta de la Asociación Española de Migraña y Cefaleas (AEMICE)

Directora ejecutiva y secretaria de la Alianza Europea de Migraña y Cefaleas (European Migraine and Headache Alliance - EMHA)

INTRODUCCIÓN

¿La migraña te trae de cabeza? A pesar de ser una de las enfermedades más frecuentes e incapacitantes del mundo, la migraña sigue siendo una gran desconocida. En las próximas páginas te voy a presentar las preguntas que con mayor frecuencia te pueden surgir si sufres migraña y te responderé a todas ellas de forma clara.

¿Cómo te sientes cuando tienes una crisis de migraña? Entiendo que puedas sentir desesperación, incertidumbre, frustración y desamparo. Todo ello sucede ante la falta de información profesional, la escasez de terapias efectivas y una insuficiente comprensión por tu entorno cercano. Te ayudaré a que eso pueda cambiar desde hoy mismo. Aunque un médico te puede ofrecer un diagnóstico y un tratamiento, tú puedes hacer más por tu propia salud que nadie. Lo que necesitas para iniciar el cambio está en tus manos. Eso sí, seré sincero contigo: pese a que no te ofrezco la cura para la migraña ni soluciones milagrosas, estoy convencido de que obtendrás información de gran valor.

¿La migraña limita tu vida y no has encontrado la forma de gestionarla? No te quedes esperando a que la mejora aparezca por sí sola, es el momento de que tomes las riendas de tu salud y te empoderes iniciando el camino para superar tu migraña. En esto también «tiempo es cerebro»: cuanto antes empieces, mejor.

¿Te has imaginado cómo sería tu vida sin migrañas? Lo más lógico cuando sufres una dolencia es querer que esta desaparezca y que no vuelva jamás, pero eso no siempre está bajo tu control. Lo que sí está bajo tu control son aquellas acciones encaminadas a tener mejor salud y reducir el impacto que la migraña produce en tu vida. Con este libro, te planteo el siguiente propósito: aprender a vivir de la mejor manera con tu migraña. Otras personas lo han logrado y tú también lo puedes hacer.

Lo primero será conocer bien a tu compañera de viaje: «la migraña». Ya solo conocerla, te va a ayudar. La migraña no es solo un síntoma, no es solo un dolor de cabeza; es una enfermedad de muchas caras. Verás cómo se manifiesta, por qué aparece, con qué se desencadena y cómo te puede afectar. Luego conocerás diversas recomendaciones prácticas, así como hábitos saludables que te permitirán mejorar tu salud. Tienes el poder de tomar mejores decisiones que afectan a tu vida.

¿Aún no has encontrado la manera de tener bajo control tu migraña? ¿Deseas que sea menos frecuente? Habrás visto que puede aparecer en cualquier momento, es imprevisible y te puede fastidiar radicalmente tus planes. Aquí hablaremos de multitud de terapias de las que seguramente no habías oído hablar, algunas que ya están en farmacia y otras que están por llegar.

¿Sientes confusión ante tantos consejos que te ofrecen personas de tu entorno? No te dejes llevar por mitos y falsos remedios. Comentaremos temas tan controvertidos como el uso de cannabis o el *daith piercing*. Más adelante verás qué sucede con la migraña en diversas situaciones concretas como en la infancia, la edad avanzada, la menstruación, el embarazo, la lactancia y la menopausia. Finalmente, te contaré algunos trucos para aprovechar al máximo tu visita al especialista.

Aunque esta obra está redactada de forma estratégicamente ordenada, también puedes orientarte con el índice para ir de forma directa a resolver aquella cuestión que te pueda resultar de mayor interés en ese momento. Aquí hago una declaración: esto no sustituye la atención profesional. No dudes en consultar con un especialista para que te ofrezca un diagnóstico y tratamiento individualizado, un traje a medida para ti. Entiende que es imposible que en pocos minutos te puedan comunicar todo lo que aprenderás en estas páginas. Por ese motivo considero que este libro te puede ayudar en tu camino.

El objetivo de este libro será mostrarte diversas formas de superar tu migraña para que encuentres la que mejor se adapte a ti. Lo he escrito para personas valientes como tú, comprometidas con su salud. En pocos sitios podrás encontrar tanta información basada en la ciencia y en la experiencia profesional de una forma tan resumida. Por un momento imagina cómo será tu vida con ese conocimiento, con ese poder. No dejes que tu migraña controle tu vida. Tú no eres tu migraña. Este texto no pretende ser otro libro más de médicos para médicos, sino para personas reales, como tú. Aunque en ocasiones daré datos relacionados con la situación de la migraña en España, este libro trata de trascender las fronteras, ya que el mensaje que transmite es aplicable en otros entornos. Quiero recordarte que no estás solo o sola en este viaje.

Para que te hagas una idea aproximada, en un mes suelo atender de media a más de cien pacientes con migraña, por lo que entiendo por lo que estás pasando. He podido ayudar a muchas personas y con esta obra deseo ayudarte a ti también, ¿te animas a aprender cómo?

PRIMERA PARTE
HABLEMOS DE MIGRAÑA

¿QUÉ ES LA MIGRAÑA?

La palabra migraña proviene del término griego «*hemikranion*» (hemicraneal en castellano) que significa «un lado de la cabeza», dado que, con frecuencia, el dolor se manifiesta en esa localización. También es conocida como jaqueca, cuyo origen proviene del árabe y viene a decir lo mismo.

Es fundamental aclarar ciertos términos. La cefalea significa dolor de cabeza, es un síntoma, como podríamos llamar lumbalgia al dolor de lumbares. Existen multitud de motivos para tener una cefalea: desde una gripe hasta una resaca. El síntoma más destacado en la migraña es la cefalea intensa. Eso no quita que pueda tener un dolor de cabeza por cualquier otro motivo.

El dolor de la migraña puede notarse en una parte de la cabeza o en toda ella. Se suele describir punzante, como una aguja clavándose o un martillo golpeando. A veces es pulsátil, con impresión de que está latiendo. El dolor no siempre es en todas las personas el síntoma más molesto. Con frecuencia se asocia a gran intolerancia a la luz (fotofobia), a los sonidos (fonofobia) o a los olores (osmofobia). Es habitual que se acompañe de náuseas y vómitos, lo cual dificulta la toma de medicación por boca. Durante la crisis de migraña, el dolor se puede intensificar con la actividad física o con los movimientos de la cabeza, conocido como el signo del traqueteo: como si el cerebro te rebotara en el interior del cráneo. En su conjunto esto puede hacer que tu cuerpo te pida aislarte de todo reposando en una habitación tranquila y a oscuras.

Este dolor llega a ser muy limitante, interfiriendo gravemente en la vida de quien lo padece. Estos síntomas pueden durar entre dos horas y tres días si no son tratados de forma adecuada, a veces incluso más. Estos episodios de dolor se repiten con una frecuencia muy variable a lo largo de la vida de una persona, pueden ocurrir desde una vez al año a todos los días en el peor de los casos.

El paciente que sufre migraña con frecuencia también se ve afectado por otros dolores, siendo más habitual manifestar un tipo de dolor de cabeza conocido como cefalea tensional. La diferencia es que esta cefalea suele ser de menor intensidad, no es pulsátil ni se suele asociar con los otros síntomas habituales de la migraña. Es importante identificarlos por separado, pues el tratamiento puede ser distinto en cada uno de ellos. Esto lo puedes registrar en un calendario como detallo más adelante.

Cuando buscas la definición de dolor en el diccionario de la Real Academia Española (RAE), encuentras algo como esto: «sensación molesta y aflictiva de una parte del cuerpo por causa interior o exterior». Según la misma RAE, jaqueca se define como «dolor de cabeza recurrente e intenso, localizado en un lado de la cabeza y relacionado con alteraciones vasculares del cerebro». Según la Asociación Internacional para el Estudio del Dolor, referente para la propia Organización Mundial de la Salud (OMS), «el dolor es una experiencia sensorial y emocional desagradable asociado a una lesión real o potencial o descrita en los términos de dicha lesión». Y estarás de acuerdo conmigo que estas palabras se quedan cortas para definir lo que sufres y cómo esto repercute en tu vida. En teoría, el objetivo del dolor es avisar de un daño o incluso prevenirlo. No debemos verlo como algo negativo, sino como una señal de protección. En ausencia de dolor que nos avise, el riesgo de lesiones es tan alto que es poco probable sobrevivir. Sin embargo, en determinadas condiciones como con la migraña, el dolor no cumple esa premisa. Si bien la migraña no te mata, puede no dejarte vivir, restarte calidad de vida. Por eso vamos a tratar de abrir nuestra mente para lograr una visión más amplia.

¿CÓMO SE MANIFIESTA?

Como haríamos en una ópera, dividiremos la crisis de migraña en diversos actos.

- **Pródromos** (síntomas premonitorios). Como en una obertura de ópera, son aquellos síntomas que aparecen horas o días antes de una crisis de migraña. Los más habituales suelen ser alteración del apetito como inapetencia o antojo por algunos alimentos (como chocolate y otros dulces), irritabilidad, cambios de humor, cansancio, bostezos incontrolados o lentitud mental.

- **Aura.** Se trata de síntomas que aparecen inmediatamente antes de la crisis de migraña, como alteraciones visuales y sensitivas. Esto lo abordaremos en la próxima pregunta.

- **Dolor.** Este párrafo te lo puedes ahorrar si has leído la respuesta a la pregunta «¿Qué es la migraña?». El dolor más habitual en la crisis de migraña suele ser un dolor localizado en un lado de la cabeza, en toda ella, en un área más concreta como la zona alrededor de los ojos, la frente o la nuca. Es más frecuente la sensación de dolor punzante (como si estuvieran clavando agujas), especialmente con los movimientos y con los esfuerzos mínimos (caminar, subir escaleras). Suele ser de cualidad pulsátil, con sensación de latido. La intensidad del dolor es variable, llegando a ser de moderada a gran intensidad. Se suele instaurar de forma progresiva, su aparición brusca («de golpe, como un estallido») es excepcional en la migraña. Los síntomas que más se asocian a este dolor son los siguientes: fotofobia (gran intolerancia a la luz intensa), fonofobia (malestar por ruidos y voces), osmofobia (malestar por los olores intensos, algo muy específico de migraña), náuseas con vómitos o sin ellos. Es habitual que los esfuerzos moderados, como cargar un peso o subir unas escaleras, lo empeoren. Esta fase suele durar entre cuatro horas y tres días si no se toma ningún analgésico. Si dura más de tres días, la crisis se convierte en un estado o estatus migrañoso. Tal como sucede con otras enfermedades, hay una gran variedad de manifestaciones entre las personas, tanto en características como en frecuencia. Hay quienes tienen una crisis de migraña al año y otros, a diario. Por ello, el abordaje debe ser personalizado como un «traje a medida».
- **Resolución y postdromos.** Tras la resolución del dolor, suelen persistir diversos síntomas como malestar

general que son referidos como «una resaca», cansancio, molestias en la cabeza, dificultad para concentrarse en alguna tarea, cambios de humor, pérdida de apetito, sed y somnolencia.

¿QUÉ ES EL AURA?

Llamamos aura a los síntomas que aparecen inmediatamente antes de una crisis de migraña, aunque a veces también la pueden acompañar. Se estima que una de cada cuatro personas con migraña las tienen, pero no aparecen siempre en todas las crisis. Puede haber migraña sin aura, migraña con aura e incluso aura sin migraña, aunque esto último es algo más raro.

Lo más habitual es que las auras duren entre diez y sesenta minutos. Las más frecuentes suelen aparecer con síntomas visuales como luces o destellos (conocidas como fosfenos), pérdida visual o puntos ciegos (escotomas). Menos frecuentes son las auras sensitivas (con adormecimiento u hormigueos en una parte del cuerpo de forma transitoria) o las del lenguaje (con dificultad para la expresión o comprensión verbal). Las auras motoras con pérdida de fuerza de una parte del cuerpo suelen ser más infrecuentes y suelen tener relación con una historia familiar conocida como migraña hemipléjica. Otros síntomas más raros de auras son: dificultad para articular bien las palabras, vértigo (sensación de giro y movimiento), inestabilidad o pérdida de la conciencia.

Las personas que sufren diferentes tipos de auras de manera encadenadas pueden experimentar una duración máxima de una hora para cada tipo (visual, sensitivo y del lenguaje). En total, la duración puede prolongarse hasta tres horas.

Visuales. Son las más frecuentes entre todas las auras. Aparecen en el 90 % de las personas que sufren migraña con aura. Se manifiestan de formas muy diversas, como veremos ahora. Aparecen de manera gradual, se pueden mover por el campo visual y cambiar de tamaño y, al final, desaparecen espontáneamente. Son muy variables entre sujetos e incluso en una misma persona. Entre las formas más clásicas destacan las siguientes:

- Escotomas, que se describen como manchas oscuras o grisáceas en el campo visual.
- Fotopsias o fosfenos, como centelleo de luces, destellos que parpadean o chispas.
- Líneas onduladas, en forma semicircular o en zigzag en el borde externo del campo visual. A esto se lo conoce como «teicopsias» o «espectro de fortificación» porque se asemeja a las murallas de las fortificaciones medievales en forma de estrella.
- Visión borrosa, en vidrio deslustrado o de una cortina de agua.
- Túnel «de agua», que se asemeja a la visión que se produce cuando miras a través de la base de un vaso de tubo.
- Visión de un halo de luz, como efecto óptico en forma de disco que rodea a un astro o la imagen de un personaje sagrado conocida como aureola.
- Acromatopsia o visión en gama de grises.
- Visión en mosaico o pixelada.

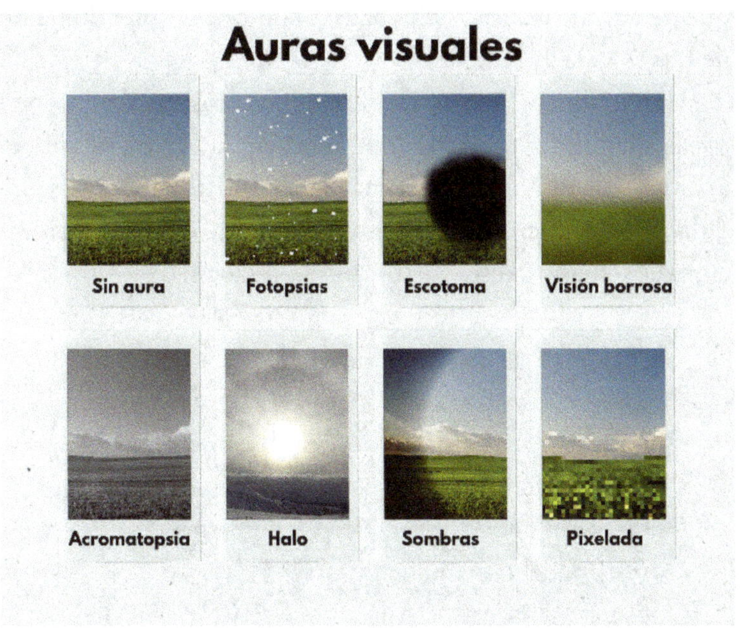

Te animo a buscar en Google «aura visual». Tal vez llegues a identificarte con alguna de las imágenes, aunque lo cierto es que menos de la mitad se asemejan a las auras que describen los pacientes. Si quieres hacerte una idea más realista de cómo se ven las auras visuales, te propongo que veas el vídeo de *Auravision Project* creado por el excelente equipo de la Unidad de Cefaleas y Neuralgias del Hospital de la Santa Creu i Sant Pau de Barcelona.
https://www.youtube.com/watch?v=vb4HKNJSLwk

Pocas personas sufren de aura visual típica sin seguirse de dolor; antes de llegar a la conclusión de que son auras, habrá que descartar otras posibles causas como el desprendimiento de retina o de vítreo.

Habitualmente se percibe por ambos ojos, en algunas personas se limita a uno solo (migraña retiniana). En ocasiones aparecen metamorfopsias (una imagen distorsionada u ondulaciones), micropsia/macropsia (alteración en la percepción del tamaño), discromatopsias (alteración de los colores).

¿Sabías que...?
Lewis Carroll, el escritor de *Alicia en País de las Maravillas*, probablemente sufría migraña con auras visuales. Se sospecha que entre sus auras también podría tener estos fenómenos de distorsión del tamaño de los objetos, hoy conocido como síndrome de Alicia en el País de las Maravillas, también causado por otras patologías.

Sensitivas. Las auras sensitivas son algo menos frecuentes. Se puede manifestar como hormigueo en un lado de la cara o de una mano que puede extenderse lentamente hasta alcanzar medio cuerpo, para luego ir desapareciendo de la misma manera.

Estos síntomas aparecen por un fenómeno conocido en medicina como «depresión cortical propagada»: se trata de una alteración en la actividad eléctrica de las neuronas situadas en la corteza del cerebro. Esta alteración se propaga por la corteza cerebral haciendo que los síntomas sean progresivos y fugaces. La mayor parte de las veces, se inicia en la parte trasera del cerebro, en los lóbulos occipitales, que es la encargada de la función visual y se generan así las auras visuales. Luego esto puede ir progresando hasta los lóbulos parietales por encima de las orejas. Ahí están las áreas encargadas de interpretar la sensibilidad del cuerpo, con lo que aparecen las auras sensitivas. Esta progresión rara vez alcanza los lóbulos frontales y temporales y generando síntomas de pérdida de fuerza o alteraciones del lenguaje.

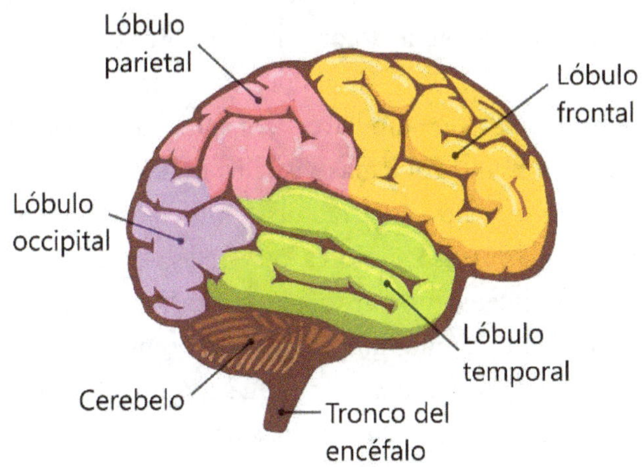

¿SE PRESENTA SIEMPRE IGUAL?

Aunque comparten algunas características comunes, la manifestación de la migraña varía considerablemente de una persona a otra. Como suele decirse, cada persona es única. Además, a lo largo de la vida de alguien, la migraña y sus síntomas pueden cambiar.

Por un lado, hay que entender también que no todo es migraña. Alguien con migraña puede tener unas veces crisis de migraña y otras veces otro tipo de cefalea. En ese caso es importante poder ser consciente de ello para tratarlo de forma adecuada.

La cefalea más frecuente es la cefalea tensional. Mientras la migraña aparece de media en el 12 % de la población, la cefalea tensional representa un 60 %. Esta es un dolor de cabeza producido por una tensión mantenida de los músculos de la cabeza y del cuello. Se manifiesta como una sensación molesta o dolorosa, como una presión constante. Este dolor suele localizarse en toda la cabeza, en las sienes, en la frente o en la zona posterior. Es muy importante reconocer con qué se relaciona la aparición de dolor, para así evitarlo en la medida de lo posible. Existen diferentes desencadenantes habituales: estrés, problemas mandibulares, consumo de drogas (alcohol, por ejemplo), problemas visuales no corregidos, malos hábitos nutricionales, contracturas musculares, bruxismo, esfuerzo físico intenso, dolores cervicales, bajo estado anímico y mal descanso nocturno, entre otras.

Por otro lado, la migraña se puede presentar con diferentes síntomas a los habituales, aunque son muy infrecuentes. Aquí te presento algunos de los más destacados en adultos.

- **Migraña retiniana.** Se conoce como migraña retiniana cuando las auras son una pérdida parcial o completa de visión por un solo ojo de forma transitoria. A la primera se le conoce como escotoma o a la segunda como amaurosis. Lo más habitual es que los síntomas visuales precedan o acompañen al dolor. El estudio inicial debe ir encaminado a descartar otros problemas como trastornos oculares o de los vasos sanguíneos.

- **Migraña basilar o con aura del tronco encefálico.** El término «basilar» hace referencia a la arteria que nutre la base del cerebro. El tronco encefálico es el tallo del cerebro y recibe sangre oxigenada de la arteria basilar. En este tipo de migraña aparecen síntomas como dificultad para articular bien las palabras, como si la lengua se trabara al hablar (disartria); sensación de ruido en los oídos o la cabeza (acúfenos o *tinnitus*); sordera (hipoacusia, cofosis); vértigo con sensación de giros; visión doble (diplopía); inestabilidad (ataxia), problemas de coordinación y alteración de conciencia.

- **Migraña vestibular o vértigo recurrente asociado a la migraña.** En la migraña vestibular, la cefalea y los vértigos se ven muy relacionados. En este caso, aparecen episodios con sensación vertiginosa, como si todo alrededor o tu cabeza girara, con otros síntomas propios de la migraña en, al menos, la mitad de las crisis. Se llama «vestibular» porque hace referencia al vestíbulo, esa parte del oído que se encarga de la percepción del movimiento de la cabeza.

- **Migralepsia.** Este nombre clásico hace referencia a la presentación de una crisis epiléptica desencadenada por una crisis de migraña. Son muy poco frecuentes y aún sigue siendo muy controvertida su existencia. Las crisis epilépticas suceden cuando existe una alteración eléctrica en la corteza cerebral que induce a un fallo en la función normal de este. Los pocos casos descritos suelen tener determinadas alteraciones genéticas.

¿QUÉ TIPO DE MIGRAÑA TENGO?

Al ser humano le gusta poner nombre a todo y clasificarlo, y la migraña no es una excepción. La Sociedad Internacional de Cefaleas (IHS, por sus siglas en inglés) ha sido la encargada de hacer esta clasificación. Esto es de especial interés para el diagnóstico, las estadísticas y la investigación.

En función de la frecuencia de las cefaleas podríamos clasificar la migraña en episódica o crónica. La migraña episódica es cuando el paciente sufre menos de quinces días de cefalea al mes. Para que se considere crónica, el paciente debe tener, durante tres meses consecutivos, más de quince días al mes de los que, al menos ocho, sean tipo migraña. Cada año, un 3 % de los pacientes con migraña episódica se transforman en personas con migraña crónica, clásicamente llamada migraña «transformada». La frecuencia de la migraña suele fluctuar en el tiempo.

En medicina, una enfermedad crónica es aquella que dura más de dos-tres meses. En el caso de la migraña, donde las crisis reaparecen durante muchos años, la palabra «crónica» se refiere a su elevada frecuencia.

Existen diversos factores de riesgo predictores de cronificación y perpetuación de la migraña. Conviene conocerlos, en especial aquellos sobre los que podemos actuar.

Factores de riesgo modificables
- Obesidad.
- Trastorno del sueño.
- Ansiedad, depresión, estrés crónico.
- Frecuencia elevada de crisis.
- Uso excesivo de analgésicos y/o de cafeína.
- Tratamiento ineficaz.
- Otras enfermedades con dolor crónico.

Factores de riesgo no modificables
- Traumatismos craneales y/o cervicales.
- Eventos vitales estresantes (divorcio, muerte de un allegado, maltrato).
- Alodinia (percepción dolorosa de un estímulo indoloro como el tacto).
- Nivel socioeconómico bajo.

¿CUÁNTAS PERSONAS LA SUFREN?

La migraña es una de las causas de dolor de cabeza más frecuente en la población. Esta dolencia afecta de media al 12 % de la sociedad. En Canarias se estima incluso una cifra superior: 18 %. Se calcula que en España hay unas cinco millones de personas con migraña, puede que incluso más, ya que muchas no han sido diagnosticadas aún. Afecta *grosso modo* a una de cada cinco mujeres, uno de cada dieciséis hombres y uno de cada once niños.

Aunque la padecen ambos géneros, es, con diferencia, más frecuente en mujeres que en hombres. De cinco pacientes con migraña, cuatro son mujeres, siendo en ellas la primera causa de discapacidad. Esta diferencia es más marcada entre los quince y los cincuenta años, edades por lo general de mayor productividad y desarrollo personal. Pocos inician sus síntomas después de los cincuenta. Con los años, su frecuencia suele ir disminuyendo. Se estima en el 3-6 % de las personas mayores. A decir verdad, intentando ver el lado positivo, la migraña es de las pocas enfermedades que mejoran, o incluso desaparecen sus síntomas, con la edad.

La migraña con frecuencia está infradiagnosticada e infratratada. Sin la visita médica, no hay diagnóstico y, sin un diagnóstico, no se puede ofrecer un tratamiento óptimo. Aproximadamente una de cada tres personas con síntomas de migraña no acuden al médico por diversos motivos y muchos dudan a la hora de pedir una ayuda. Según algunos estudios, al menos el 50 % reconoce haberse automedicado recurriendo a medicación de familiares y conocidos. Eso supone riesgo de automedicación y de uso excesivo de analgésicos. Según la Sociedad Española de Neurología (SEN), en España, solo el 17 % usa medicación analgésica de forma adecuada. Además, el retraso en el diagnóstico supone mayor riesgo de problemas asociados y la cronificación de esta dolencia. El 75 % de las personas tardan en recibir el diagnóstico de migraña más allá de dos años.

¿Sabías que diversos personajes famosos a lo largo de la historia también han conocido lo que es sufrir de migraña? Por poner algunos ejemplos: Serena Williams, Thalía, Ben Affleck, Hugh Jackman, Gwyneth Paltrow, Sharon Stone, Whoopi Goldberg, Elvis Presley, John F. Kennedy, Ana Frank, Sigmund Freud, Nietzsche, Allan Poe, Charles Darwin, Monet, Picasso, Miguel de Cervantes, Napoleón Bonaparte o Julio César.

SEGUNDA PARTE
LAS CAUSAS DE LA MIGRAÑA

¿A QUÉ SE DEBE?

El proceso por el cual se produce aún no es completamente conocido. Sabemos que inicia con un fenómeno de irritación de los vasos sanguíneos de la cabeza, lo cual envía una señal de dolor a nuestro cerebro. Tanto la migraña como la cefalea tensional son conocidas como «cefaleas primarias», eso quiere decir que no son secundarias a un daño en la estructura de nuestro organismo, no hay lesión en el cerebro que las genere.

Mientras que las «cefaleas secundarias» son un síntoma de la enfermedad, las cefaleas primarias son en sí mismas la enfermedad. Las secundarias a otro problema suponen un 10 % de las visitas a consulta por cefalea. Por poner un ejemplo, el dolor de cabeza que se sufre después de un traumatismo es secundario a este y por eso se considera cefalea secundaria. Por poner otros ejemplos de cefalea secundaria, podríamos mencionar la que aparece durante una infección (como la gripe, el COVID), por una intoxicación con alcohol, por hipertensión, por una bajada de azúcar (glucosa), por bruxismo, por apnea del sueño o por efecto adverso de una medicación. Entre las cefaleas primarias destacamos la migraña y la cefalea tensional, entre otras menos frecuentes.

CEFALEAS SECUNDARIAS

- Infecciones: gripe, sinusitis, otitis, meningitis.
- Problemas oculares como el glaucoma.
- Trastornos homeostáticos (equilibro del cuerpo): falta de oxígeno como en la apnea, bajada de azúcar (hipoglucemia), cambios de la presión arterial.
- Problemas vasculares: ictus, hemorragias, trombosis.
- Traumatismos craneales y cervicales.

¿Sabías que los procesos gripales y la resaca son las causas más frecuentes de cefalea secundaria?

¿POR QUÉ APARECE?

Los mecanismos por lo que se produce la migraña son de gran complejidad. Parece que todo inicia con un desequilibrio entre la excitación y la falta de inhibición de determinadas neuronas relacionadas con el aura y con el inicio del dolor, conocido como sistema trigémino-vascular. Ese sistema es particularmente sensible a determinados desencadenantes: estímulos luminosos y sonoros, estrés, ayuno, cambios hormonales y privación de sueño, entre los más frecuentes. Tras esto se activan las vías nerviosas encargadas de la sensibilidad de la cabeza y las cervicales, que convergen todas en un complejo llamado trigémino-cervical. Eso explica que un dolor a nivel del ojo después aparezca en la nuca y viceversa. Desde ahí, esa información se transmite a los diversos centros de interpretación de la sensibilidad al dolor en el cerebro.

La transmisión de las señales de dolor en la migraña se produce mediante la liberación de ciertas moléculas. Entre las más conocidas destacan: glutamato, CGRP (Péptido Relacionado con el Gen de la Calcitonina), VIP (Péptido Intestinal Vasoactivo), PACAP (Polipéptido de Adenilato Ciclasa de la Pituitaria), Sustancia P, la amilina y el óxido nítrico. Este cóctel produce un aumento en el calibre de algunos vasos sanguíneos e inflamación.

El CGRP es una molécula implicada en la aparición de migraña. Es tal vez la más famosa debido a que en los últimos años se han comercializado varios fármacos que la bloquean. En los pacientes con migraña se observa una elevación de los niveles de CGRP en sangre, saliva y lágrimas, tanto durante la crisis como en periodos libres de síntomas, al compararlos con personas que no la padecen. De hecho, administrar CGRP en personas sanas puede desencadenar una migraña. Por desgracia no es práctico medir el CGRP porque precisa una técnica compleja. Lo que sí está claro es que existe una relación directa entre los niveles de CGRP y la frecuencia en días de migraña, aún mayor si padece depresión.

La interpretación de la señal de dolor se acaba haciendo cada vez más sensible, proceso conocido como «sensibilización». Así es como estímulos no dolorosos llegan a ser muy molestos. A esto se le llama «hipersensibilidad» o «alodinia». Algunas personas describen cómo un mínimo roce, como peinarse o tocarse la cabeza, les genera dolor. La sensibilización es uno de los factores que facilitan la cronificación de la migraña, haciendo que sea cada vez más frecuente, duradera y con menor respuesta a los tratamientos.

¿ES HEREDITARIA?

Hasta el 70 % de los pacientes con migraña tienen antecedentes familiares de esta dolencia, pero esto no se traduce en que sea hereditaria. Sumado a la genética hay otros factores condicionantes, como el ambiental, que pueden predisponer a determinadas patologías. La migraña hemipléjica familiar sí que tiene una determinada alteración genética hereditaria.

Efectivamente, la migraña tiene un gran componente hereditario, pero pocas veces se debe a un gen concreto. La predisposición a sufrir migraña viene determinada por una relación con muchos genes y ninguno que la explique por completo, por eso se dice que es una enfermedad con herencia poligénica. Eso hace que sea habitual que una persona con migraña tenga algunos familiares con lo mismo, aunque cada uno sea a su manera.

La excepción que mencionamos, la migraña hemipléjica familiar, se debe a una mutación en un gen concreto. Se manifiesta con pérdida de fuerza en una parte del cuerpo. Existen principalmente tres mutaciones que se relacionan con la migraña hemipléjica. Sin embargo, no todo se debe a la genética. Aun con predisposición para ello, nuestro entorno y nuestros hábitos pueden influir en que desarrollemos o no una enfermedad, lo que se conoce como epigenética.

¿SE CURA?

Tras realizar una búsqueda de libros en Amazon o Google, me llevo una sorpresa cuando leo títulos como *La migraña se desactiva*, *Desaprender la migraña*, *Cómo me curé la migraña*. Por desgracia, pocas enfermedades en medicina se curan. Entendemos «curar» como su definición dice: «Hacer desaparecer una enfermedad» y, por ello, eliminando la posibilidad de que vuelva a aparecer. Cuando alguien dice «me curé» de la migraña, no puede asegurar al 100 % que no volverá a tener una crisis de migraña jamás en su vida. De manera general, la curación es un objetivo poco realista. Duda ante aquel profesional que te asegure con total certeza que sea capaz de curártela. Con ello quiero decir que sí podemos encontrarnos en la situación en la que pasen meses o años sin migraña, pero no por ello podemos asegurar que estamos curados. Consejo: si alguna vez alguien te ofrece una cura milagrosa, ¡huye!

La migraña es una dolencia que convive con nosotros durante nuestra vida, y debemos buscar la forma de manejarla con el menor número de crisis posible. Aunque tal vez no sea el mejor ejemplo, una persona con obesidad que baja su índice de masa corporal no puede afirmar que su obesidad se ha curado, ya que, como es lógico, puede volver a su situación previa si no mantiene unos buenos hábitos. Debemos enfocarnos no tanto en la meta, sino en el camino: el proceso para llegar a nuestro objetivo es vivir con migraña con el menor número de crisis y la mejor calidad de vida posibles.

No podemos pretender obtener resultados diferentes haciendo siempre lo mismo, sería absurdo. Debemos aplicar ciertos cambios en nuestra vida para ver un resultado distinto. Ten por seguro que, si sigues haciendo lo mismo, es muy probable que nada cambie en tu migraña. Está en tus manos que eso mejore. Céntrate en lo que puedes controlar. Te propongo usar este libro como una guía, eso sí, adaptándolo a tu vida.

No pretendamos que las cosas cambien si siempre hacemos lo mismo.
Albert Einstein

¿ES PARA TODA LA VIDA?

La migraña se puede manifestar a lo largo de toda la vida, desde la infancia hasta la senectud. No por ello se presenta igual durante todo este tiempo. El 80 % de los pacientes con migraña describen su primer episodio de dolor antes de los treinta años. Se puede decir que es de las pocas enfermedades que suele mejorar a partir de cierta edad. Aunque sea menos frecuente en personas mayores, en algunas, la migraña los acompaña toda la vida.

Habrá periodos en la vida de una persona en los que la migraña será más frecuente y otros en los que menos, incluso puede haber periodos largos sin dolor. El objetivo es intentar mantenernos más tiempo sin dolor y buscar la manera de que nos afecte lo menos posible en la vida. Insisto, la migraña no se cura, no se desactiva, pero se puede gestionar mejor. No curable, sí tratable. Cuanto antes empecemos a entender esto, antes podremos tomar medidas adecuadas y realistas.

¿HACE FALTA HACER ALGUNA PRUEBA PARA EL DIAGNÓSTICO?

Al tratarse de una cefalea primaria, el diagnóstico es puramente clínico en base a los síntomas y signos del paciente. Por lo tanto, no requiere ninguna prueba. Aunque parezca obvio, las pruebas no logran que un paciente mejore de sus síntomas. Solo se realizan en el caso de que un especialista considere que existen determinados datos del paciente que hacen conveniente descartar otras causas de la cefalea. Hoy en día no existe ninguna prueba específica para confirmar el diagnóstico de migraña. Igual que tampoco hay una manera de cuantificar de forma objetiva y estandarizada la intensidad de un dolor, ya que no deja de ser una experiencia personal.

La prueba que más frecuentemente se realiza en el estudio de las cefaleas es la tomografía craneal (también conocida como TAC o escáner). Este estudio permite ver el cráneo y su interior, pudiendo descartar un gran número de problemas estructurales. La prueba es radioactiva, esa irradiación es algo a considerar. En situaciones concretas se inyecta por vena contraste yodado (derivado del yodo) que permite ver el paso de este por el interior de los vasos sanguíneos o su acumulación en ciertas lesiones. La resonancia magnética muestra la estructura del cerebro con mayor resolución de imagen que la tomografía y, además, no emite radiación; es habitual encontrar milimétricas manchas llamadas «gliosis inespecíficas» que no son propias de ninguna enfermedad concreta. Si este es tu caso, tu especialista te puede informar mejor al respecto. La radiografía del cráneo no aporta información de utilidad, salvo en el caso de fractura tras un traumatismo, ya que solo permite ver los huesos. En ocasiones interesa conocer la medida de la presión del cráneo, que debe estar dentro de unos parámetros normales. Esta medición se realiza mediante una punción lumbar que, a través de una aguja a nivel de la espalda baja, extrae el líquido cefalorraquídeo y mide su presión al salir. El líquido en cuestión es el que envuelve el cerebro y la médula espinal. Su estudio ofrece información relevante en diversas enfermedades del sistema nervioso central, como infecciones, inflamación, patologías degenerativas o cambios de presión.

Y SI LAS PRUEBAS SALEN BIEN, ¿POR QUÉ ME DUELE LA CABEZA?

El temor de muchos pacientes con cefalea es tener «algo malo en la cabeza», como algún tipo de tumor u otra lesión. Lo cierto es que la probabilidad de encontrar un problema relevante en la cabeza en aquellas personas que acuden a consulta por migraña es extremadamente baja. Según diversos estudios, se estima un riesgo inferior al 0,4 % y, con frecuencia, no justifica la cefalea. Según eso, si cogemos a doscientas personas que acuden a consultas por cefalea como único síntoma y se les realiza un estudio de imagen cerebral, solo uno llega a tener algo que con frecuencia no causa ese dolor.

Algunos pacientes acuden a su médico solicitando que se les hagan alguna prueba para ver el interior del cráneo, lo cual, en lugar de aliviar el dolor, muchas veces genera aún más incertidumbre. Cuando finalmente las pruebas salen normales, se preguntan: «Entonces, ¿por qué me duele la cabeza?».

El dolor no siempre es sinónimo de daño. Las cefaleas primarias son, con diferencia, mucho más frecuentes que las secundarias. En estas, no suele haber una lesión. No por ello hay que quitarles importancia, porque la tienen.

¿SABÍAS QUE...? Ahí va un dato curioso, resulta que el cerebro en sí mismo no duele. Es llamativo que el órgano que se encarga de percibir e interpretar el dolor no llegue evocarlo cuando sufre un daño. De hecho, es habitual que una lesión localizada en el cerebro, como un ictus o un tumor, no provoque dolor, siempre y cuando no sea de gran tamaño.

Las estructuras sensibles al dolor son: la piel, los músculos, el hueso (cráneo), la membrana que recubre el hueso (periostio), las membranas que recubren al cerebro y médula (meninges) y los vasos sanguíneos.

ANECDOTARIO

Ahora contaré una historia basada en hechos reales. Un día vino a mi consulta privada una paciente a la cual llamaremos María para respetar su anonimato. Invité a pasar a la consulta a María y le pregunté en qué podría ayudarla. Me comentó que venía con seguro privado y me solicitó que le pidiera una tomografía para ver el interior del cráneo. Cuando le pregunté por qué motivo quería hacerse una prueba, lo justificó diciendo que estaba convencida de que tenía un aneurisma cerebral. Un aneurisma es un ensanchamiento anormal de una arteria que provoca que la pared del vaso sanguíneo se debilite y, a veces, se rompa, pudiendo provocar un sangrado en la zona.

En aquel instante, me esforcé por descubrir el motivo por el cual ella planteaba tal preocupación, ya que no tenía ningún síntoma ni un argumento justificado. Tras realizar una historia médica y una exploración completa, llegué a la conclusión de que, con elevada probabilidad, la paciente no tendría un aneurisma cerebral. María, con 48 años, solo destacaba antecedente de obesidad, sin alergias, sin historia familiar de aneurismas ni otros factores de riesgo. Esto mismo se lo expliqué a la paciente, pero ella insistía en que quería realizarse la prueba. Le expliqué que la probabilidad de que una persona como ella en la población general tuviese un aneurisma cerebral era de un 1-5 %, pero que, aun teniéndolo, muy pocos requerían intervención. Podría haberle solicitado la prueba, pero no se la pedí porque no consideraba que fuese lo indicado. Le informé que hacer dicha prueba suponía riesgos por la radiación y por la exposición al contraste de yodo necesario para poder visualizar bien los vasos sanguíneos. Igualmente, le propuse que, si finalmente se la hacía a su cuenta y riesgo, me avisara para comentar los resultados. A las dos semanas la paciente regresó a consulta con la prueba hecha que resultó ser estrictamente normal. Lo esperado: no había aneurisma. Por desgracia, el contraste del TAC le hizo una reacción alérgica, lo cual tuvo graves repercusiones para su piel. Por suerte, eso no le costó la vida. Moraleja de esta historia: mejor no exponerse a riesgos innecesarios.

¿POR QUÉ ME DUELE LA CABEZA POR LA NOCHE?

Es más habitual que el paciente con migraña se despierte con dolor que por él. Puede ser que te acuestes con dolor y durante la noche eso continúe. O que te tomes algún analgésico por la tarde que te permite acostarse sin dolor y, cuando deja de hacer efecto, reaparece la cefalea. También puede suceder que la cefalea empiece a mitad de la noche. En todos estos casos puedes recurrir a tomar algún calmante. Si esto se repite con frecuencia, convendría que consultaras.

¿Cuáles son las posibles causas para sufrir cefalea particularmente por la noche? La cefalea que acontece en la noche o justo al despertar puede ser una manifestación de otro problema latente entre los que destacaría los siguientes:

- Síndrome de apnea-hipopnea del sueño. La apnea del sueño es habitual en roncadores, en donde hay un bloqueo del paso de aire a los pulmones, con pausas cortas de respiración. Eso provoca pequeños despertares, mal descanso nocturno, somnolencia y agotamiento durante el día.

- Bruxismo. El rechinar de los dientes mientras dormimos o la tensión de los músculos implicados en la masticación, muy común en la población, ocasiona dolor en la zona de la mandíbula y las sienes.

- Tensión y estrés. Muchas personas experimentan un aumento en la tensión y el estrés durante el día, y este puede acumularse y manifestarse como dolor de cabeza por la noche. La relajación y técnicas de manejo del estrés pueden ser útiles.

- Postura incorrecta al dormir. La posición de la cabeza y el cuello al dormir puede afectar la calidad del sueño y desencadenar dolores de cabeza. Asegurarse de tener una almohada adecuada y mantener una postura cómoda puede ayudar.

- Consumo de ciertos alimentos o bebidas antes de dormir. Algunas personas son sensibles a ciertos alimentos o bebidas, como cafeína o alimentos ricos en tiramina, que pueden desencadenar dolores de cabeza. Evitarlos antes de dormir te puede ayudar.

- Hipertensión arterial nocturna. La presión arterial suele experimentar variaciones a lo largo del día, alcanzando picos durante la vigilia y disminuyendo durante el sueño. Sin embargo, en algunas personas, este patrón normal se invierte, y la presión arterial se eleva durante la noche, pudiendo causar cefaleas. Este patrón se conoce como *non-dipper*. La detección de la hipertensión arterial nocturna a menudo se realiza mediante la monitorización ambulatoria de la presión arterial (conocida como MAPA) o Holter de presión arterial, que registra la presión arterial durante un período prolongado, incluidas las horas de sueño.

Por otro lado, existe un tipo de cefalea que acontece con más frecuencia entre mujeres mayores de cincuenta años con historia de migraña que se manifiesta con un dolor de cabeza que aparece únicamente en la noche. Este tipo de cefalea se llama cefalea hípnica y puede mejorar con un tratamiento específico llamado indometacina. Si es tu caso, consulta por ello.

TERCERA PARTE
LA VIDA DE LAS PERSONAS CON MIGRAÑA

¿CON QUÉ SE RELACIONAN LAS CRISIS DE MIGRAÑA? ¿QUÉ PUEDE DESENCADENARLAS?

> *Conócete a ti mismo.*
> Sócrates

Conocer con qué se relaciona la aparición de dolor es muy importante, para así evitarlo en la medida de lo posible. Se plantea que puede haber una relación con aquellos factores que suceden pocas horas antes de las crisis de migraña, no tiene mucho sentido remontarse a días atrás. Si cada vez que realizas una determinada acción, sufres una crisis de migraña a las pocas horas, puede ser que sí haya una relación. Hacer un diario de hábitos, donde también apuntes los días de migraña, te puede ayudar a identificar posibles desencadenantes. Los más frecuentes son el estrés, menstruación-ovulación, hormonas-anticonceptivos, cansancio, tensión muscular, dolor cervical, problemas masticatorios-mandibulares, falta de sueño, alteración del estado anímico, ayuno, comidas-bebidas, alcohol, medicamentos, cambios de tiempo.

Las personas con migraña suelen tener mayor sensibilidad a los cambios. Por ejemplo: cambios en los horarios de trabajo, de comidas o de descanso. También hay cosas que no están bajo tu control, como los cambios hormonales y el clima. Por eso se recomienda una vida ordenada, con rutinas bien establecidas, dentro de la moderación, evitando los excesos.

Es un error aplicar las mismas pautas y prohibiciones a todo el mundo. Identifica aquellos desencadenantes que están bajo tu control. Los cambios de tiempo y la menstruación no, por ejemplo. La migraña de fin de semana desencadenada por dormir más de lo habitual se puede evitar fácilmente siguiendo las mismas rutinas que durante la semana. Los cambios de ritmo suelen facilitar las crisis de migraña. Por eso, mejor sigue tus ritmos habituales.

Que tu alimento sea tu medicina y que tu medicina sea tu alimento.
Hipócrates

Nutrición. Apenas el 15 % de los pacientes con migraña relacionan sus crisis con algún alimento o bebida. A que no es tan frecuente como te imaginabas. Muchas veces las personas te aconsejarán restringir ciertos alimentos antes, incluso, de ver si es un claro desencadenante. Existe una gran variabilidad interpersonal de aquellos alimentos y bebidas que pueden funcionar como desencadenante de la migraña. Con mayor frecuencia han destacado el vino tinto, el queso curado, cítricos, chocolate y frutos secos. Curiosamente, la apetencia a lo dulce se ha visto más bien como un síntoma premonitorio, es decir, previo al inicio de la migraña. Más adelante abordaremos cómo los buenos hábitos nutricionales pueden ayudarte con la migraña.

Sobrepeso y obesidad. Se ha observado que la migraña sucede con mayor frecuencia en personas con sobrepeso y obesidad. Diversos estudios han demostrado que la reducción controlada de peso puede conllevar una mejoría en la migraña, sea de forma directa o indirecta, al controlar otros problemas asociados. Bajar de peso no siempre resulta sencillo como restringir calorías y aumentar gasto calórico con actividad física. Existen múltiples factores que influyen en el sobrepeso y la obesidad que exceden el propósito de esta monografía. Puedes dejarte asesorar por un buen profesional, pero también trata de aprender los conocimientos necesarios sobre este asunto.

Problemas de sueño. Diferentes trastornos del sueño, desde el insomnio hasta el bruxismo, pueden funcionar como desencadenantes o agravantes en cuanto a la aparición y frecuencia de la migraña. Una mala calidad de sueño puede desencadenar una migraña, y, a su vez, la migraña puede ocasionar mala calidad en el descanso nocturno. También, tanto la falta como el exceso de sueño pueden hacer que aparezca la crisis. Cada vez hay mayor tendencia a recurrir a una pastilla como solución a nuestros problemas, una alternativa fácil y rápida. Por poner ejemplo en el insomnio, con frecuencia mucha gente se medica sin mucho éxito antes de buscar la causa. Está claro que, si una pastilla resuelve mi problema ya, no tiene sentido que trate de complicarme buscando más allá (nótese la ironía). Si sufres problemas de sueño, no dudes en consultar con un profesional para conocer tu situación particular.

Muchos casos de insomnio son el reflejo de otros problemas, sean físicos o psicológicos, hasta incluso preocupaciones cotidianas mal gestionadas. Muchas personas afirman que duermen menos horas que de costumbre y que, por ello, tienen un trastorno del sueño que requiere medicación. Sin embargo, con los años una persona cada vez requiere dormir menos tiempo. Lo importante no es tanto cuántas horas duerme, sino si este descanso es reparador, si uno realiza su actividad en el día con la vitalidad habitual. Y para seguir, se ha demostrado que la terapia psicológica (en concreto la cognitivo-conductual) aporta mayor beneficio a largo plazo que los típicos fármacos para dormir. Es decir, con frecuencia los hipnóticos son «pan para hoy y hambre para mañana». Algunos, incluso si funcionan, lo hacen desestructurando las fases normales del sueño, lo cual puede acarrear diversos problemas en el futuro.

Algunos pacientes sufren únicamente cefalea en los periodos de descanso, como los fines de semana y las vacaciones. Frecuentemente esta cefalea está relacionada con la abstinencia a la cafeína o al estrés, o con cambios en los hábitos de sueño. A esta se la conoce comúnmente como cefalea de fin de semana. En esta situación se recomienda tomar la misma dosis de café durante la semana y durante el fin de semana, y no más de tres al día. Tampoco es adecuado consumirlo después de la tarde para que no afecte el descanso nocturno. Se propone tener siempre las mismas rutinas de sueño, intentando acostarse y levantarse a las mismas horas durante los días laborales y los no-laborales. El exceso o defecto en horas de sueño suele ser un desencadenante de migraña para tener en cuenta.

En las terapias no farmacológicas profundizaremos en recomendaciones generales de higiene de sueño para un mejor descanso nocturno.

Fármacos. Algunos medicamentos pueden desencadenar, como efecto secundario, cefaleas. Entre un gran número de ellos, destacamos algunos como los que se usan para la disfunción eréctil como el sildenafilo o el tadalafilo, los vasodilatadores como la nitroglicerina que se usa durante un infarto de corazón, el nifedipino para la hipertensión arterial o angina de pecho, cilostazol para problemas vasculares, isotretinoína para el acné. En caso de que haya una relación entre la toma de un medicamento y el empeoramiento de tu migraña, consulta con especialista.

Factores psicológicos. El famoso estrés, la ansiedad y la depresión, son algunos de los factores que más influyen a la hora de agravar una migraña. Es habitual que la crisis de migraña aparezca después de un periodo de latencia, horas o días tras la resolución del factor estresor. Aprender a gestionar las emociones y el estrés supone una gran ayuda. Para ello es mejor dejarse asesorar por profesionales de la salud mental.

Ciclo menstrual. Los estrógenos o, más bien, las fluctuaciones en los niveles de estas hormonas son un desencadenante habitual de las crisis de migraña. Por ello se relaciona con la menstruación y con el consumo de algunos anticonceptivos. A la hora de elegir un anticonceptivo, se propone de forma general buscar aquel con menores dosis de estrógenos o solo con progestágenos, mejor bajo el asesoramiento de un especialista en ginecología. Lo más habitual es que la migraña aparezca en los días alrededor de la menstruación, antes, durante o después.

Fenómenos atmosféricos. Los cambios en el tiempo, como las fluctuaciones en la presión, la humedad o la temperatura, son un desencadenante habitual de crisis de migraña. Los estudios sugieren que muchas personas con migraña son más sensibles a los cambios climáticos. Entre los más destacados se incluyen la luz solar, el calor o el frío extremos, el aire seco, el viento intenso, las tormentas y las fluctuaciones barométricas. Si reconoces esto como un desencadenante de tus crisis, busca la manera de reducir tu exposición a él, teniendo en cuenta que no puedes controlar el clima.

Con todo ello, te sugerimos que identifiques aquellos factores con los que se relacionan tu migraña como una forma de conocerte mejor y de intentar con ello mejorar. Tu migraña no es la de otra persona, ni sus factores desencadenantes son los tuyos.

Recuerda: tus desencadenantes, tu migraña.

¿ESTO ME SUCEDE POR ESTRÉS?

No son las cosas que suceden las que nos hacen sufrir, sino nuestra opinión sobre ellas.
El ser humano no está tan preocupado por problemas reales como por sus ansiedades imaginadas sobre los problemas reales.
Epicteto, filósofo griego

¿Conoces alguna persona que no tenga o no haya tenido jamás estrés? El estrés forma parte de la vida, como la migraña.

Es imposible eliminarlo por completo, sería como querer que tu olfato solo detectara olores agradables o querer que tus ojos tuvieran rayos X. El estrés nos ha permitido sobrevivir, desarrollarnos y adaptarnos al medio. Son esos estímulos que inducen un cambio. El problema surge cuando nos bloquea e impide que reaccionemos, cuando en exceso nos perjudica, cuando se prolonga en el tiempo, cuando los mecanismos de adaptación no se adecúan.

El estrés puede ser un detonante de las crisis de migraña, actuando en conjunto con otros factores. Más del 60 % de los pacientes lo relacionan como precipitante de sus ataques de migraña. He conocido pacientes cuyos estresores eran muy variados: el puesto laboral, los exámenes, las excesivas preocupaciones, el cuidado de un familiar. Según diversos estudios, la causa más frecuente de estrés es el trabajo. Seguro que esto no te sorprende. Lo cierto es que la migraña no siempre se manifiesta justo en el momento de máxima tensión, sino después, cuando nos relajamos. Por poner un ejemplo, no sucede tanto mientras estamos estudiando o con los exámenes, sino cuando terminan. Al menos dos de cada tres personas con migraña reconocen este fenómeno.

Para vivir con estrés de la mejor manera, es fundamental aprender a manejar diversas herramientas, las cuales no comentaré porque sobrepasan el objetivo de este libro. Como es lógico, si podemos evitar o atenuar el estímulo que identificamos como estresor, probablemente la situación pueda mejorar. Estas herramientas de afrontamiento que comentaba se hacen indispensables, especialmente cuando no podemos eliminar el estímulo estresor por completo.

Uno puede creer que un estrés «mental» no se puede presentar como algo «físico». Muchos síntomas son la manifestación de un malestar mental. Tu cuerpo se convierte en el lienzo donde se impregnan tus emociones. Y no solo te pasa a ti, nos pasa a todos. Te invito a leer el libro *Una mente con mucho cuerpo* de la Dra. Rosa Molina.

Me da un gran disgusto cuando escucho que aún hay personas que creen que la migraña es algo psicológico o mental. Para empezar, que algo sea de origen psicológico no significa que sea inventado, banal ni menos grave. Además, el aspecto psicológico se entremezcla en la mayor parte de las enfermedades y no por ello debemos pensar que todo es mental. Por poner un ejemplo, a nadie se le ocurriría pensar que el cáncer es algo psicológico, pero, como es lógico, con frecuencia condiciona una alteración del estado anímico.

¿Puede una enfermedad mental convertirse en una física o viceversa? Debemos considerar cada persona como un binomio de cuerpo y mente.

Los últimos descubrimientos científicos han podido demostrar que la migraña provoca cambios en la función, estructura y bioquímica del cerebro. La crisis de migraña no se genera en la mente, pese a lo que algunos creen, sino que se produce tras la activación de estructuras del sistema trigémino-vascular, que implica vasos sanguíneos, el nervio trigémino y algunos centros cerebrales.

¿CON QUÉ ENFERMEDADES SE RELACIONA?

Las personas con migraña suelen presentar otros problemas de salud, entre los que destacan:

Enfermedades mentales	Depresión, ansiedad, trastorno bipolar.
Trastornos del sueño	Insomnio, síndrome de piernas inquietas, apnea del sueño, bruxismo.
Dolor crónico	Fibromialgia, cervicalgia, lumbalgia, artritis.
Enfermedades cardiovasculares	Hipertensión arterial, infarto de corazón, ictus (infarto cerebral), sobrepeso y obesidad.
Enfermedades respiratorias	Asma bronquial, bronquitis.

- **Los trastornos del sueño.** Se sabe que el exceso o el defecto de dormir puede desencadenar crisis de migraña. La cantidad de horas sueño es importante, y la calidad también. Además, la migraña se ha llegado a relacionar con diversos problemas del sueño como:

  ◊ El insomnio. Dificultad para iniciar o mantener el sueño que acarrea diversas repercusiones durante el día como cansancio, falta de concentración, inatención o somnolencia excesiva.

  ◊ El síndrome de apnea-hipopnea del sueño (SAHS). La apnea es la interrupción completa del flujo de aire por las vías respiratorias, la hipopnea es la reducción significativa de este flujo. Cuando esto sucede con frecuencia mientras dormimos, perjudica seriamente la calidad de sueño, reduce el descanso, produce cansancio-somnolencia diurna y puede provocar dolor de cabeza. Incluso esto puede suponer mayor riesgo de enfermedades vasculares como hipertensión, infartos e ictus. Esta entidad habría que sospecharla cuando una persona roncadora hace pausas de respiración mientras duerme, a veces se despierta con sensación de asfixia y durante el día se queda dormido con gran facilidad. Es más frecuente en personas con sobrepeso y obesidad. El uso de una máquina conocida como CPAP (por sus siglas en inglés que vienen a significar: «Presión Positiva Continua de Vías Aéreas») proporciona una presión constante de aire a través de una mascarilla respiratoria. Con esto se reducen las apneas y mejora la oxigenación de la sangre. Se ha podido demostrar que en personas que sufren SAHS y migraña, reduce la frecuencia e intensidad de cefaleas. Existe otra alternativa conocida como DAM (Dispositivo de Avance Mandibular). Se trata de una férula dental que adelanta unos milímetros la mandíbula para facilitar el paso de aire, con esto se reducen los ronquidos y las apneas, siendo muy eficaz en lo primero y algo menos en lo segundo.

- **Obesidad y sobrepeso.** Existe evidencia que indica que la obesidad de forma aislada aumenta el riesgo de migraña en un 50 %. El aumento del IMC (Índice de Masa Corporal) se relaciona con mayor frecuencia de migrañas. También se ha demostrado que reducir este índice supone un gran beneficio en la migraña y en otras enfermedades relacionadas.
- **Trastornos afectivos como la depresión y la ansiedad.** Estos trastornos se relacionan con la migraña de forma

bidireccional con gran frecuencia. El dolor de la migraña puede generar tal limitación en la vida de una persona que puede desencadenar el miedo a que aparezca una crisis antes de tiempo, con la consecuente conducta de evitación. Ese comportamiento muchas veces conlleva aislamiento social. Sin duda alguna, el pesimismo y el aislamiento suponen un peor pronóstico en la migraña. Estos síntomas se retroalimentan y hacen más frecuente a su vez las cefaleas. Decía Séneca que «quien se daña antes de lo necesario, se daña más de lo necesario». La propia depresión desregula algunas sustancias en el cerebral conocidas como neurotransmisores y hace a la persona aún más sensible al estímulo doloroso. Conocer esto permite buscar un tratamiento más adecuado y completo, combinando la terapia psicológica, con educación sobre la enfermedad y modificación del estilo de vida.

- **Fibromialgia.** Esta enfermedad aparece en un 22-35 % de pacientes con migraña, su correlación es habitual. La fibromialgia se caracteriza por dolores generalizados de manera continuada, con gran agotamiento físico y mental, asociada a dificultad para concentrarse, referida muchas veces como fallos de memoria y alteración del estado afectivo. Con elevada frecuencia la migraña se combina con la fibromialgia, debido al fenómeno de sensibilización que habíamos comentado previamente. Las personas que sufren fibromialgia notan una mayor sensibilidad a estímulos no dañinos que son interpretados como dolorosos. Debido a este dolor continuo, experimentan mayor discapacidad, peor calidad de vida, dificultad para realizar tareas cotidianas, trastorno del sueño, depresión y ansiedad.
- **Enfermedades vasculares.** La migraña con aura en mujeres menores de cuarenta y cinco años supone mayor

riesgo de infarto cerebral que la población general. Este riesgo es mayor si se combina con el tabaquismo y el consumo de anticonceptivos. Conviene recordar que es de vital importancia controlar todos aquellos factores de riesgo para enfermedades vasculares como infartos e ictus como el tabaquismo, la hipertensión, la diabetes y la obesidad.

- **Síndrome de la articulación temporo-mandibular (ATM), compromiso de la ATM (CAT) o síndrome de Costen.** El bruxismo hace referencia al rechinar o apretar los dientes, sea despierto o dormido, y el principal desencadenante es el estrés. Lo segundo es una alteración en la estructura y/o función de la articulación de la mandíbula. Los síntomas más frecuentes son el dolor-molestia en la zona, chasquido, dificultad para abrir la boca. Ese dolor puede empeorar al masticar, bostezar o hablar. Existen diversas férulas de descarga, conocidas también como férula tipo Michigan, que sirven para prevenir el dolor y el desgaste por erosión de los dientes. Algunas se pueden comprar en farmacia, son termo-moldeables y más económicas. Sin embargo, te aconsejo que inviertas en tu salud comprando una férula a tu medida en una clínica dental especializada, dado que su comodidad, efectividad y durabilidad serán mayores.
- **Síndrome de nieve visual.** Se observa con mayor frecuencia en personas con migraña, por eso lo menciono aquí. Las primeras descripciones son recientes y falta mucho por saber al respecto. Como sucede con la migraña, está infradiagnosticado y poco reconocido. Los pacientes que lo sufren refieren ver puntos negros y blancos en todo el campo visual de manera constante. Si lo buscas en internet, verás diferentes imágenes que parecen como

pixeladas, esto te puede hacer una idea aproximada. A eso se lo que se suman otros síntomas visuales: la fotofobia, la palinopsia, la nictalopía y otros fenómenos.

◊ Fotofobia. Lo conocemos ya de la migraña. Se refiere a esa intolerancia a la luz que resulta incómoda y molesta.

◊ Palinopsia. Es la persistencia de una imagen tras desaparecer el estímulo. Un ejemplo que, seguro, se entenderá bien: ¿Te ha pasado alguna vez que después de mirar al sol unos segundos que esa imagen persiste allá donde mires? Pues es eso mismo, pero con cualquier objeto.

◊ Nictalopía o ceguera nocturna. Es una afección que impide una visión correcta en espacios poco iluminados.

◊ Otros fenómenos visuales como lucecitas (fosfenos) o moscas volantes (miodesopsias), entre otros.

Habitualmente, quienes sufren el síndrome de nieve visual, también pueden manifestar déficit de atención, acúfenos o *tinnitus* (ruidos constantes), trastorno del estado anímico o incluso inestabilidad postural. Si te identificas con ellos, es importante que consultes con un especialista.

A VECES NOTO QUE ME FALLA LA MEMORIA, ¿ESO PUEDE SER TAMBIÉN POR LA MIGRAÑA?

Efectivamente, las quejas en la esfera cognitiva son muy frecuentes en quienes sufren de migraña. Las más comunes son despistes, olvidos, dificultad para mantener la atención o la concentración en una tarea, disminución en la velocidad del procesamiento mental, problemas para mantener una lectura, para encontrar la palabra al hablar, fallos de memoria como recordar nombres o eventos pasados.

Hasta el momento se le ha prestado demasiada atención al síntoma principal de la migraña: el dolor. Lo cierto es que las quejas cognitivas, la alteración del sueño y del estado anímico pueden llegar a ser más invalidantes que el propio dolor, aun si cabe. Lo extraño es que no siempre se relaciona con la frecuencia de los días de dolor. En esto puede repercutir si no hay una buena conciliación del sueño, el estado anímico y el estrés crónico. A todo esto, se le suma a veces otro factor: los fármacos. Algunos medicamentos que se usan para tratar la migraña pueden empeorar estos síntomas. Entre ellos, el que mayormente puede empeorar la función cognitiva es el topiramato, especialmente al inicio del tratamiento. Por ese motivo es muy importante revisar la medicación cuando se manifiesten estas quejas y adecuar la terapia de forma individualizada.

¿QUÉ RIESGOS SUPONE LA MIGRAÑA Y CÓMO SE PUEDE COMPLICAR?

Más allá de una crisis migrañosa y sus repercusiones en la vida de una persona, existen diferentes situaciones que pueden suceder en la migraña. Podríamos considerarlas complicaciones y conviene conocerlas.

Estado o estatus migrañoso. Esto hace referencia a una crisis de migraña que se prolonga más de setenta y dos horas (más de tres días seguidos), aun pudiendo respetar el descanso nocturno y periodos libres de dolor inferiores a cuatro horas. Si te encuentras en esta situación, conviene que acudas a un servicio de urgencias con tus informes médicos para un tratamiento adecuado. Es frecuente que coexista en personas que hacen un uso excesivo de medicación o con migraña crónica.

Migraña crónica. Tal como al inicio comenté, la migraña crónica se refiere a la persona que durante al menos los últimos tres meses ha estado sufriendo más de catorce días de cefalea al mes, de los cuales al menos ocho son de migraña. Esto quita que pueda hacer un uso excesivo de medicación y, de hecho, suelen estar relacionados. Como decíamos previamente, la frecuencia de la migraña no suele ser constante, no es algo estático, sino variable. Al fin y al cabo, esto es solo un nombre, una clasificación, que nos permite orientar un tratamiento y un pronóstico. Clásicamente, se la llamaba migraña transformada. Existe el riesgo de malinterpretar «crónica» como algo que va a seguir así para siempre. Tal vez pueda ser así si no se trata bien. Lo que está claro es que, llegado a este punto, es imprescindible una atención especializada en neurología e iniciar lo antes posible una terapia preventiva.

Entre los fármacos con mayor evidencia para tratar la migraña crónica están el topiramato, la toxina botulínica y/o los monoclonales. Como es lógico, la migraña crónica causa mayor discapacidad e impacto en la vida de las personas que la migraña episódica, de ahí la importancia de manejarlo de forma precoz, y prevenirlo si es posible.

Aura persistente. Mientras el aura prolongada es aquella cuyos síntomas duran más de una hora, la persistente supera una semana. Esto último se considera un dato de alarma y conviene descartar que daño cerebral tipo infarto migrañoso.

Infarto migrañoso. Sucede cuando las manifestaciones del aura migrañosa duran más de una hora y en la resonancia cerebral se confirma una lesión tipo infarto (también llamado ictus) por obstrucción del flujo sanguíneo justo en la zona del sistema nervioso que se relaciona con los síntomas. Entre las cosas que convendría descartar incluiríamos las siguientes: embolias (trombos que viajan por los vasos sanguíneos hasta obstruir una arteria), trombosis venosa (cierre de una vena de drenaje), disección (rotura de la capa interna de una arteria), espasmo vascular, estenosis arterial (estrechez del calibre de las arterias que nutren el cerebro) e hipercoagulabilidad (riesgo aumentado de que la sangre coagule formando trombos). Las regiones que mayormente suelen sufrir este infarto son los lóbulos occipitales, donde se encuentran las áreas cerebrales encargadas de procesar la información visual (recordemos que las auras más frecuentes son las visuales). Se ha podido demostrar que, en mujeres menores de cuarenta y cinco años, la migraña con aura es un factor de riesgo para sufrir infarto cerebral, independiente de otros factores. Por fortuna, el infarto migrañoso es una complicación inusual y el pronóstico suele ser muy bueno.

Migraña hemipléjica. Es de causa genética y, por lo tanto, se hereda, aunque también pueden aparecer de forma esporádica en algunas personas sin historia familiar. En la migraña hemipléjica el aura es una pérdida de fuerza más o menos extensa. Puede afectar desde una mano solo hasta todo un lado del cuerpo, de ahí que se llame hemipléjica. Estos síntomas son transitorios, aunque es normal que duren más que las auras típicas, llegando a prolongarse de uno a tres días hasta la recuperación completa. Se suele asociar con otras auras como las visuales, sensitivas o del lenguaje.

Migraña y epilepsia. Algunas personas pueden sufrirlas a la vez, se puede observar una relación entre estas dos. El concepto clásico de «migralepsia» se entiende como la secuencia en la que una crisis de migraña induce una epiléptica. Puede suceder durante el aura, al inicio de la migraña o hasta una hora después. Este diagnóstico es controvertido. Pueden encontrarse alteraciones en los genes de los canales iónicos, una especie de poros en la membrana que recubre las neuronas cuya función es vital. El manejo se realiza en especial con fármacos antiepilépticos, que sirven tanto para una cosa como para la otra.

¿QUÉ CONDICIONA ESTA ENFERMEDAD?

La migraña se puede considerar que no es grave en cuestión de reducir la esperanza de vida, pero sí lo es en cuanto a la calidad, lo cual en mi opinión es mucho más importante. Recuerdo que una vez leí: «La migraña no quita vida, pero sí puede quitar la ilusión de vivir».

La OMS considera la migraña como una de las enfermedades más incapacitantes. Es la primera causa de años de vida perdidos por discapacidad entre todos los trastornos neurológicos y la segunda del conjunto de enfermedades. Según el atlas de migraña en España realizado en 2018, más del 80 % de los pacientes con migraña sufren algún grado de discapacidad, siendo muy grave en la migraña crónica.

La migraña crónica es su forma más grave e incapacitante. En España se estima que la sufre un millón de personas, un 2-3 % de la población. Cuando aparece con tanta frecuencia en una persona, se producen una serie de cambios funcionales, estructurales y bioquímicos a nivel cerebral que promueven la perpetuación del problema.

La migraña controla mi vida.
Paciente anónima

La migraña no te matará, pero sí te va a quitar vida. No es solo un dolor de cabeza, sino que toda lo que rodea a la persona que la sufre. Supone un gran impacto en el funcionamiento diario, afecta todas las esferas de la vida de una persona (personal, familiar, social, laboral y económica) y reduce su calidad de vida. Ya no solo durante las crisis, sino también en los periodos entre crisis. No es de extrañar que una persona con migraña vea su vida condicionada con un gran desgaste emocional.

Las personas con migraña acaban reduciendo sus actividades hasta en la mitad de las ocasiones. El 30 % requiere reposo en cama durante sus crisis. En su conjunto interfieren con las relaciones personales y suponen una gran limitación en la educación y la vida laboral.

Esta enfermedad es además muy imprevisible, ya que no siempre te puedes anticipar a saber cuándo será la próxima crisis. Los pacientes con migraña habitualmente viven con miedo anticipatorio a tener nuevas crisis de dolor, llegando incluso a rechazar planes. Un 25 % de las personas que la sufren reconocen haber anulado unas vacaciones por este motivo; como ves, ya no solo afecta al ámbito laboral. A esto se le suma la consecuencia del consumo de fármacos y las visitas a urgencias, lo cual repercute gravemente en la calidad de vida. Por otra parte, no solo afecta a los pacientes, repercute en las relaciones familiares y de pareja. La incomprensión del entorno hace que los pacientes con migraña sufran aún más frustración.

A mayor frecuencia de migraña, peor calidad de vida. A mayor frecuencia de cefalea: mayor consumo de analgésicos, mayor gasto sanitario, mayor absentismo, mayor aislamiento, mayor limitación para tareas personales y socio-familiares. De ahí la importancia del diagnóstico y manejo precoz.

La migraña condiciona también un problema a nivel económico. Se estima un gasto sanitario directo de 27 billones de euros al año en Europa. En España se calcula que la migraña crónica supone en costes médicos directos por paciente unos 13.000 euros por año, mientras que la episódica unos 5.000. Eso sin considerar los costes indirectos que derivan de una menor productividad laboral.

Cuando se trata un dolor ajeno, algo tan subjetivo, se le suele dar menos valor que cuando hay un daño objetivo, por lo que hace que muchas personas de nuestro alrededor, como pareja, familia, amigos y compañeros, no lleguen a entender que una migraña pueda limitar tanto la vida de una persona. Es muy común que se infraestime su padecimiento con comentarios como: «No será para tanto», «Pero si hace nada estabas bien», «A mí también me duele la cabeza a veces». Te suenan esas palabras, ¿verdad? Incluso a veces se pone en duda el diagnóstico, lo que puede afectar negativamente a quienes la sufren. Otras veces uno mismo puede ser su peor enemigo al quitarle importancia a la dolencia.

Para hacernos una idea de lo limitante que puede ser la migraña, pensemos en una persona que sufre una media de un día de cefalea por semana, un día en el que su vida se interrumpe a consecuencia de esto. *A priori* puede parecer que no es tanto para quienes no la sufren, ya que pueden llegar a pensar «Bueno, tiene otros seis días sin dolor en la semana». Pero si lo extrapolamos, piensa: serían cuatro días al mes, lo que vienen a ser cuarenta y ocho días al año. En una persona que, a ojo, pueda pasar treinta años con migraña, viene a ser unos mil quinientos días en total, aproximadamente cuatro años seguidos. Si fueran cuarenta años con migraña, hasta cinco años de vida «robada» por la migraña. Compara eso ahora con los dos meses que nuestra vida se vio interrumpida por el confinamiento debido al COVID-19. Al compararlo te permite tener una idea aproximada del tiempo que la migraña te puede robar. Y eso sería en una persona con migraña de baja frecuencia, imagina por un momento solo cómo sería en una que sufra de alta frecuencia o una migraña crónica.

Existen diferentes maneras de cuantificar la discapacidad y el impacto que la migraña supone en la vida de tanta gente.

Por ejemplo, la escala MIDAS (Migraine Disability Assessment Questionnaire) y la HIT6 (Headache Impact Test-6) son instrumentos usados con frecuencia en consultas médicas para tal fin, aunque tienen ciertas limitaciones para su uso. Para la escala MIDAS debe saber cuántos días de los tres últimos meses ha faltado al trabajo/escuela, no ha podido hacer sus labores, no ha podido asistir a sus planes o cuántos días ha tenido dolor. Para ello requiere de un calendario de cefaleas bien elaborado y completo.

En conclusión, el diagnóstico y abordaje precoz de la migraña es fundamental. La mayoría de las personas que la sufren se beneficiarían de un tratamiento adecuado, reduciendo así la discapacidad y el impacto que esta tiene. Está en nuestras manos cambiar estas cifras y darle voz a las personas que sufren migraña.

¿CÓMO AFECTA A LOS TRABAJADORES?

¿Sabías que la migraña es una de las causas más frecuentes de baja laboral? De hecho, se estima que la mitad de las personas con migraña crónica han estado de baja en el último año.

Y no solo es motivo de absentismo, sino y en especial, de presentismo con un menor rendimiento laboral. Imagina en el trabajo esa ocasión en la que estás presente en cuerpo, pero no en mente, haciendo tus tareas de forma menos eficiente de lo habitual. Como es lógico, se hace más grave a mayor frecuencia de crisis. Se sabe que el 64 % de las personas con migraña crónica sufren presentismo.

Según el *Libro Blanco de la Migraña en España* (2021), una de cada cuatro personas afirman haber perdido su trabajo por la enfermedad, y el 43 % declara que su migraña le ha impedido acceder a un puesto.

Esto que te voy a contar es muy curioso, y es importante tenerlo en cuenta en el trabajo. Resulta que el cerebro de la persona con migraña muestra una peor adaptación a los estímulos repetidos. Cuando existe un estímulo externo, como un sonido estridente, el cerebro no migrañoso se habitúa a este sonido hasta lograr que no resulte molesto. La habituación es lo que permite que nos acostumbremos a algo. Pero esto no sucede en el cerebro migrañoso. Por poner un ejemplo, imagina a una persona con migraña que trabaja en la caja de un supermercado, se adaptará algo peor a los incesantes pitidos, pudiendo generarle más crisis. Sabiendo esto, tal vez puedas evaluar cómo se podría adaptar tu puesto laboral.

La migraña supone un gran impacto en el funcionamiento diario. Diagnosticar adecuadamente y abordarla de forma precoz es de vital importancia para mejorar la calidad de vida de quienes la padecen y así evitar mayor discapacidad, ya que la gran mayoría se beneficiarían con un tratamiento adecuado.

Recuerda que el estrés crónico y mal controlado, puede afectar negativamente a tu salud y aumentar el riesgo de sufrir crisis de migraña. Desconecta, aprende herramientas para la gestión del estrés, muévete, medita y respira. Una buena forma para reducir el estrés es planificando bien tus tareas en el día.

Consejo: te propongo dar a conocer tu situación personal en tu entorno laboral. Comunicar que sufres migraña puede contribuir a que tus superiores y compañeros/as comprendan tus necesidades. No tengas vergüenza de hablar de ella con naturalidad.

¿PUEDO CONDUCIR DURANTE LA CRISIS?

Una persona diagnosticada de migraña sí puede conducir, aunque no se recomienda hacerlo durante una crisis. Recuerda que la migraña no es solo dolor, sino también otros síntomas que pueden dificultar tu capacidad para conducir vehículos. No recomiendo hacerlo mientras no te encuentres en plenas facultades.

Durante un aura migrañosa puedes llegar a perder la visión o la sensibilidad. Si esto te sucede, busca la manera de salir de la vía de forma rápida y segura. En caso de no hacerlo, supondría un elevado riesgo para tu vida y la de los demás.

Algunos medicamentos usados para la migraña, como los antidepresivos, los antiepilépticos e incluso el nuevo lasmiditan, pueden afectar en la conducción de vehículos. En caso de iniciarlos o subir dosis, no se aconseja conducir hasta comprobar sus efectos.

En el centro de reconocimiento médico de conductores debes informar de tus enfermedades. Declara no solo tu migraña y sus manifestaciones, sino también el resto de tus dolencias. Hago aquí hincapié en enfermedades como epilepsia, enfermedades respiratorias, trastornos del sueño y del estado de ánimo. Detalla el nombre y las dosis de los tratamientos que tomas.

¿PUEDO HACER DEPORTE DURANTE LA CRISIS?

Para responder a esto, usaremos el sentido común. No se recomienda hacer ningún tipo de actividad extenuante durante una crisis de migraña. De forma característica, el dolor de la migraña puede empeorar con el esfuerzo físico como subir escaleras o cargar un peso, por lo que será mejor evitarla hasta que haya cedido.

Por otro lado, si el dolor de cabeza se desencadena al iniciar una actividad vigorosa, debes informar a tu médico, ya que es un dato alarmante y suele requerir alguna prueba para descartar otros diagnósticos.

En los periodos libres de dolor, puedes aprovechar para hacer actividad física. De hecho, te recomiendo hacerlo. Se ha demostrado que la actividad física regular previene y ayuda en diversas enfermedades, además de la migraña.

Más adelante ahondaré en este aspecto y te daré una serie de recomendaciones.

CUARTA PARTE
TRATAMIENTO DE LA CRISIS DE MIGRAÑA

¿CÓMO PUEDO MANEJARLA?

El tratamiento en la migraña se basa en dos pilares: los medicamentos y las medidas no-farmacológicas. Abordaremos por partes primero una y luego la otra.

Empezamos hablando de qué hacer cuando aparece una crisis de migraña y cómo tratarla. Plantearemos qué son los genéricos, qué sucede si te tomas más analgésicos de la cuenta, qué pasa si los analgésicos ya no te funcionan, cuándo debes acudir a urgencias.

Continuaremos hablando de los tratamientos actuales para prevenir la migraña, en qué casos merece la pena empezar a tomarlos, qué puedes hacer si pese esto no notas mejoría, terapias más avanzadas y qué fármacos saldrán al mercado en breve.

Para completar esto te presentaré opciones más naturales, veremos si hay evidencia sobre el cannabis o el *daith-piercing* en migraña.

Terminaremos con una parte fundamental: las terapias no farmacológicas. Aquí nos centraremos en buenos hábitos que se puedan mantener en el tiempo como son la nutrición saludable, el ejercicio físico, la gestión del estrés y el sueño. También hablaremos de psicoterapia, fisioterapia, acupuntura, yoga, aromaterapia y meditación.

Como puedes ver, vamos a hablar del abordaje de la migraña de una forma integral, desde todos los puntos de vista para que puedas buscar tu propio camino.

¿CÓMO SE TRATAN LAS CRISIS?

Cuando se inicia el ataque de migraña, los síntomas suelen aparecer de forma progresiva y estandarizada, permitiendo identificarlo para tomar las medidas oportunas. El sueño y el aislamiento en una habitación silenciosa a oscuras es una forma de resolver una crisis de en su inicio sin necesidad de medicación. Propongo:

- Busca un lugar tranquilo, seguro, silencioso y a oscuras.
- Asegúrate de que nadie te interrumpa.
- Puede sentarte, o bien acostarte, con la cabeza apoyada y el cuerpo relajado.
- Si decidimos acostarnos, es preferible hacerlo semiincorporado, con algo de inclinación o almohadas bajo la cabeza.
- Mantén un buen ritmo de respiraciones, evita ventilar rápido, usa las técnicas de contar respiraciones de *mindfulness* si quieres.
- Aplica frío en la zona del dolor. Si proviene del congelador, evita el contacto directo con la piel para que no sufra quemaduras. Puedes usar paños o mejor aún

una bolsa de gel «frío-calor». Para mayor comodidad, existen unas mascarillas de gel tipo antifaz que se pueden comprar en farmacia.

- Hidrátate bien, bebe suficiente agua.
- Evita el ayuno prolongado y las comidas copiosas, come con moderación.
- Curiosamente, la cafeína puede aliviar la cefalea en algunas personas si se pilla en su inicio, pero deberías evitarla unas horas antes del anochecer.

En un gran número de personas, la modificación en los hábitos de vida logra reducir la frecuencia de las crisis de migraña. Sin embargo, eso no quita que alguna migraña llegue a aparecer. Dado que nuestras responsabilidades y obligaciones no siempre nos permiten esa posibilidad, debemos contar con fármacos efectivos para el control de los síntomas. Muchas veces las exigencias laborales hacen que las personas busquen una rápida solución para poder reincorporarse a la actividad que tienen. Es en ese momento en el que debemos considerar medidas farmacológicas. La terapia tiene que ser siempre personalizada y, por ese motivo, la decisión de tomar medicación debe estar consensuada entre el profesional y el paciente. No cabe duda de que las expectativas que tiene un paciente sobre un fármaco, ya sean positivas o negativas, desempeñan un papel decisivo en su éxito o fracaso.

Atención con lo que viene porque es también importante. Existen dos tipos de tratamientos en la migraña: los sintomáticos y los preventivos. Los sintomáticos, como su propio nombre indica, buscan aliviar los síntomas de la migraña cuando aparecen. Los medicamentos preventivos pretenden prevenir esos síntomas como la cefalea, se toman a diario (con dolor o sin él) para intentar que las crisis de migraña sean menos frecuentes, menos intensas, de menor duración y que respondan mejor a los analgésicos, con el objetivo final de alcanzar una reducción de la discapacidad y una mejoría en cuanto a calidad de vida. Para resumirlo, el tratamiento sintomático te calma el dolor, mientras el preventivo te da ofrece una mejor calidad de vida.

En este tema abordaremos los **fármacos sintomáticos**, cuyo objetivo no es solo aliviar los síntomas, sino también ganar funcionalidad. Aclaro que *aliviar* o *calmar* significa reducir la intensidad del síntoma, no siempre se traduce en eliminarlo por completo. Unos son «inespecíficos» porque sirven para varios tipos de dolor, otros son «específicos» para calmar la cefalea en la migraña, y otros se conocen como «adyuvantes» cuya intención es reducir los síntomas acompañantes de la migraña.

El tratamiento inespecífico serían los analgésicos generales. El tratamiento específico actúa bloqueando el mecanismo por el que se desencadena y se desarrolla la crisis, como los fármacos con capacidad de modificar el calibre de las arterias. Dentro de estos, están los triptanes que intervienen de forma más selectiva, y menos selectiva los derivados ergóticos.

ANALGÉSICOS INESPECÍFICOS

El tratamiento del dolor se realiza con *analgésicos*. Los más habituales en la migraña son paracetamol, metamizol magnésico y los de la familia de los antiinflamatorios no esteroideos (AINEs): ibuprofeno, naproxeno, diclofenaco, dexketoprofeno y ácido acetilsalicílico.

El paracetamol dispone de un gran número de estudios que lo avalan como analgésico para la cefalea tensional y la migraña, pero su eficacia tiende a ser baja. Su uso está más orientado a pacientes durante el embarazo y niños/as.

El metamizol magnésico, comercializado con nombre de Nolotil®, también puede ofrecer alivio del dolor de forma inespecífica, aunque con frecuencia no se tolera por bajada de presión arterial. Aunque hay evidencia de su beneficio cuando se administra por vena, esta es más limitada por vía oral (por boca). Además, supone un riesgo de alteraciones sanguíneas que hay que considerar. No se suele promover su uso teniendo en cuenta que hay otras alternativas mejor valoradas y con menos efectos secundarios.

AINEs. Entendemos no esteroideos como aquellos que reducen la inflamación y que no son corticoides. El ibuprofeno y el diclofenaco tienen rapidez de acción y corta duración. El naproxeno se absorbe más lento, pero su beneficio dura más. Esto puede resultar útil en gran porcentaje de las crisis de dolor, especialmente si son de baja-media intensidad. No hay estudios que comparen la eficacia de todos estos en la migraña, pero parece que, de forma indirecta y por experiencia, todo orienta a que el naproxeno puede ser el más efectivo, aunque hay una gran variabilidad entre cada individuo. Lo que te va mejor a ti, no siempre le va bien a los demás. Por lo que merece la pena identificar aquel que te funcione mejor.

Con frecuencia, cuando estos analgésicos son administrados por vena o pinchados directamente en músculo, suelen ser más efectivos. Cuando se toman de forma continuada con frecuencia puede haber acidez, en cuyo caso mejor combinarlo con un protector gástrico. Aquellos que sufren de hipertensión deben tener en cuenta que estos medicamentos pueden elevar la tensión arterial cuando se toman de forma continuada. Pero no por tomar alguno de manera puntual. Es más, ya solo con la aparición de un dolor, la tensión se suele elevar, es una reacción normal del cuerpo, como cuando te sube la frecuencia cardiaca por hacer ejercicio o la temperatura con una infección.

Existe otra familia de antiinflamatorios conocidos llamada Coxib, dentro de la que se encuentra el celecoxib, etoricoxib y parecoxib. Su mecanismo de acción lo hace muy útil en enfermedades inflamatorias que requieren de un tratamiento prolongado, como la artrosis, artritis reumatoide y la espondilosis anquilosante. Sin embargo, la eficacia en otras enfermedades como la migraña es baja.

ANALGÉSICOS ESPECÍFICOS

Los tritptanes son unos analgésicos específicos para la migraña (ver tabla). Actúan bloqueando la liberación de sustancias que generan inflamación y restituyendo el flujo normal de sangre a la cabeza al recuperar el calibre normal de las arterias. Esta familia de fármacos acoge a siete medicamentos, cada uno con determinadas características particulares. Actualmente, dentro de la familia de los triptanes están: almotriptan, frovatriptan, naratriptan, rizatriptan, zolmitriptan, eletriptan y sumatriptan. De todos ellos se puede decir que son fáciles de tomar, rápidos en actuar, eficaces, bien tolerados y seguros. Cuenta con más de ciento cuarenta ensayos clínicos en los que participaron más de 34 000 pacientes. Su eficacia se estima en un 40 %, alcanza el 65 % si se administra subcutáneo. Entre ellos no se ha visto una diferencia significativa en cuanto a eficacia, pero sí puede haber una respuesta y tolerancia distinta en cada persona, lo que conlleva una preferencia individual. La elección más adecuada debe realizarla el facultativo médico en función de las características del paciente y de su migraña. Está indicado para la crisis de migraña, no es efectivo para otras cefaleas.

Los triptanes no se debe indicar en personas con hipertensión arterial grave o mal controlada, o con historia de enfermedad vascular (infarto de corazón, angina de pecho, ictus o arteriopatía). Tampoco se pueden usar en pacientes con migraña hemipléjica.

El objetivo de este medicamento es abortar la crisis de dolor en cuanto empiece, si se administra tarde probablemente no sea tan efectivo. Si el dolor no se atenúa o reaparece pasadas dos horas de haber tomado un triptan, puedes tomarte otro. Antes de descartar un fármaco por ineficacia, conviene haberlo probado al menos en tres ocasiones. Existe una gran variabilidad de respuesta y tolerancia entre diferentes pacientes, lo cual hace que una persona responda bien a un triptan, pero esto no resulte eficaz para otra. Los efectos adversos son similares para todo el grupo, se presentan en un 25 % de los pacientes, siendo mayoritariamente leves y transitorios, e incluyen: sensación de calor en la cara, presión en la nuca, palpitaciones, somnolencia, mareos, náuseas o cansancio. Por otro lado, hay que tener en cuenta que hasta un 40 % de los pacientes no notan alivio. Entre las causas más frecuentes de fallo a este tratamiento están: el diagnóstico erróneo (que no sea una migraña), que se tome demasiado tarde, que no sea el triptan adecuado para ti o la mejor forma de administración. Si esto te sucede, consulta de nuevo con un especialista.

Es muy importante saber que debemos tomar el triptan inmediatamente en cuanto inicie el dolor de la migraña, ya que con retrasar su administración solo se lograría reducir su efectividad. Por eso recomendamos llevarlo siempre encima, que no tengas que esperar a llegar a tu domicilio para tomarlo. No te tomes el triptan durante el aura, sino en cuanto empiece el dolor de la migraña.

Consejo: Te recomiendo tomar el triptan al inicio de la cefalea y no con el aura, salvo que se presenten al mismo tiempo.

Los triptanes se pueden tomar de diversas maneras:
- Vía oral. El comprimido se ha de tragar entero.
- Bucodispersable o liofilizado. Se coloca el comprimido sobre la lengua o debajo esta, donde se disolverá con la saliva, y luego se traga. Como los M&M: «Se derrite en tu boca, no en tu mano».
- Vía nasal. Se inhala por la nariz como los descongestionantes.
- Vía subcutánea. Se inyecta como la insulina o la heparina.

En el siguiente recuadro se comenta la pauta correcta de administración de los triptanes liofilizados orales, nasales y subcutáneos:

Liofilizados orales:

1. Con las manos secas, abre el blíster y extrae con cuidado el liofilizado. No lo empujes a través de la lámina.

2. Ponte el liofilizado encima o debajo de la lengua, se disolverá de forma que pueda lo puedas tragar con la saliva. No necesitas beber agua u otro líquido.

3. No trates de conservarlo fuera del blíster.

Pulverizador nasal:

1. Sonarse la nariz.

2. Retirar el capuchón protector del pulverizador, y sostener la boquilla entre los dedos índice y corazón, con el pulgar sobre el émbolo.

3. Taponar con el dedo la fosa nasal en la que no se vaya a administrar la solución para pulverización nasal.

4. Introducir el pulverizador en la fosa nasal no taponada lo más profundamente que se pueda, sin que cause molestias.

5. Inclinar la cabeza levemente hacia atrás.

6. Aspirar ligeramente por la nariz a la vez que se pulsa el émbolo hasta el fondo.

7. Mantener la cabeza inclinada hacia atrás y retirar el pulverizador de la fosa nasal.

8. Respirar suavemente por la boca durante 5-10 segundos.

Inyección subcutánea de jeringa precargada:

El dispositivo de administración está compuesto por una petaca que incluye en su interior un cartucho con dos jeringas precargadas y un dispositivo autoinyector.

1. Abrir el estuche y una de las tapas del cartucho.

2. Sacar el autoinyector y enroscarlo en el sentido de las agujas del reloj en una de las jeringas precargadas.

3. Tras sacar el autoinyector con la jeringa, colocarlo sobre la piel, presionando fuertemente, y pulsar el botón de la base del autoinyector durante al menos cinco segundos.

4. Quitar el autoinyector de la piel e introducir de nuevo la jeringa en su hueco, desenroscando el autoinyector, y volviendo a colocar este en su hueco en la petaca.

Si deseas más información, puede consultar la nota informativa del Gobierno de Canarias sobre el uso adecuado de triptanes en el siguiente enlace con código QR:

DERIVADOS ERGÓTICOS. Son los más antiguos. La ergotamina en sí proviene de un hongo, parásito de los cereales, conocido como *Claviceps purpurea* o, comúnmente, centeno cornudo. Estos derivados no disponen de suficientes estudios bien diseñados para su indicación. Tienen una eficacia entre los antiinflamatorios y los triptanes. Dado su mecanismo de acción, su toma tiene un elevado riesgo de efectos secundarios y el posible efecto rebote (reaparición del dolor). Entre las reacciones adversas más frecuentes se destacan: náuseas, vómitos, dolor abdominal, diarrea, dolores musculares, calambres, hipertensión, angina de pecho, problemas vasculares, fibrosis de las membranas que recubren el abdomen y los pulmones. La ergotamina está comercializada con el nombre: Hemicraneal® o Tonopan®. Dado que existen otras opciones, diversos expertos consideran que no debe ser indicados de primera elección para la migraña, sino como alternativa para pacientes con crisis infrecuentes, pero muy duraderas (más de dos, tres días) que no mejoran con triptanes, solo si son efectivos y bien tolerados.

OPIOIDES. También llamados opiáceos, son derivados de la morfina. Están totalmente desaconsejados en la migraña. Entre ellos están el tramadol, el fentanilo y la petidina. Claro que pueden calmar las señales de la mayoría de los dolores, pero no tiene efectos específicos en la migraña, facilitan el efecto rebote, el uso excesivo de medicación, la dependencia y la sensibilización que lleva a incrementar la frecuencia de la migraña finalmente.

Atención: ahora te detallo cómo puedes encontrar aquel analgésico que te funcione mejor a ti.

Existen diversas formas de probar nuevos medicamentos para abortar la crisis de migraña.

Una sería empezar tomando un AINE y, si no alivia, luego probar con un triptan, entendiendo que el triptan no será tan efectivo como si se tomara al inicio de la crisis.

Otra manera sería probando con el AINE y, si no alivia, para la próxima crisis empezar con el triptan.

Lo que yo recomendaría, sería probar la primera forma y, si de entrada el AINE no es efectivo, la siguiente vez ir directamente con el triptan. Si con esto no alivia, en futuras ocasiones se puede probar a tomar ambos a la vez porque, de hecho, se ha podido demostrar que la eficacia así se potencia debido a una sinergia en su efecto.

Finalmente, con el tiempo lo más adecuado es conocerse bien, teniendo consciencia de qué fármaco puede ser más beneficioso en función de los síntomas y de las experiencias previas.

Es preferible tomar aquel analgésico que te funcione a ti, que te aporte mayor eficacia. Cada persona debe encontrar el suyo, el que le resulte más eficaz, aquel que le alivie mejor sus síntomas siempre y cuando sus efectos secundarios sean tolerables. En caso de que no toleres un medicamento, te provoque algún efecto adverso, merece la pena valorar el cambio por otro. No los debes tomar si no tienes dolor, sino solo cuando lo tengas. Tomarlos en exceso puede contribuir a que las cefaleas se hagan más frecuentes.

La cefalea por uso excesivo de analgésicos es aquella que se produce cuando un paciente sufre dolor de cabeza por consumir más analgésicos de lo recomendado. Se aconseja no tomar antiinflamatorios más de quince días al mes, ni triptanes más de diez días al mes.

Es fundamental que se usen los analgésicos al inicio de la crisis de dolor, porque cuanto más tiempo pase, menos efectivos serán. Por ese motivo, te recomiendo llevar medicación siempre contigo en el bolso o en la cartera, y comprobar cada poco tiempo su caducidad. En el caso de que la migraña se asocie a náuseas y vómitos, puedes tomar un antiemético, como domperidona, junto con los analgésicos; no interaccionan.

La creencia de que aguantar el dolor nos hace más fuertes es solo un mito, desmentido por la ciencia, ya que esto únicamente conseguiría perpetuar y cronificar con más facilidad ese dolor mediante un mecanismo conocido como «sensibilización». No digo que debamos recurrir a pastillas a la mínima de cambio, sino que seamos conscientes cuando este dolor se repite con mayor frecuencia. Importante, los analgésicos no se deben tomar para prevenir el dolor, ni siquiera por el temor a que aparezca.

En resumen, el tratamiento de forma estratificada sería el siguiente:

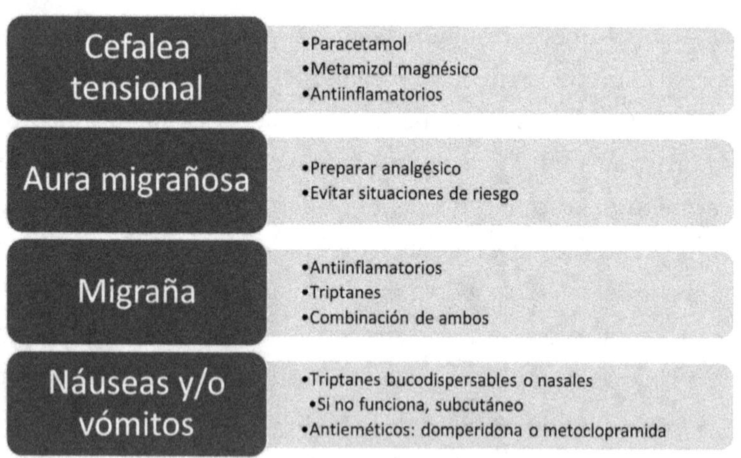

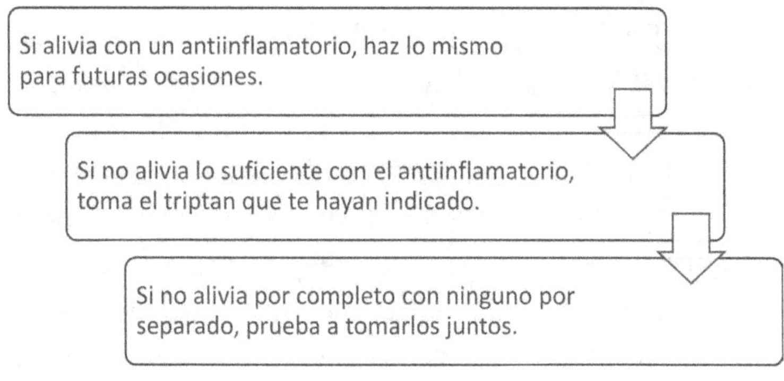

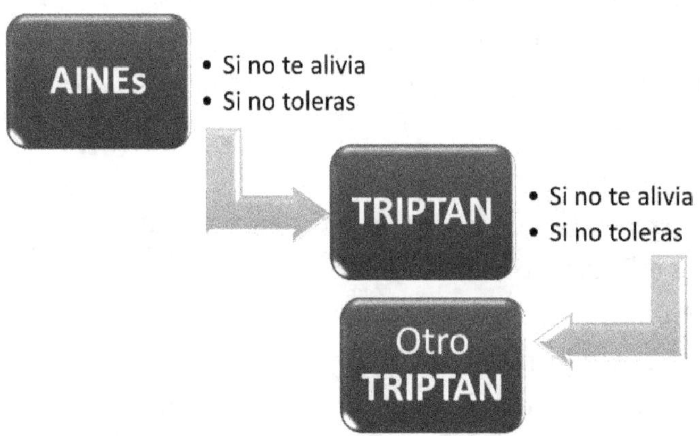

¡CUIDADO! Es importante evitar la automedicación. Es muy habitual que pacientes recurran a medicamentos de sus familiares antes de consultar con el especialista. Eso supone un elevado riesgo, bien de que no funcione o de que te pueda sentar mal. Igual que no te pondrías las gafas de un familiar pensando que te van a ir bien a ti, no te aconsejo tomar su medicación.

EN LA FARMACIA ME OFRECEN UN GENÉRICO, ¿ES LO MISMO?

Los medicamentos se recetan bien por su nombre comercial o por su principio activo. El principio activo es la esencia de estos, es la sustancia a la que se le atribuye un efecto en el organismo. A esto se le añaden los excipientes. Estos excipientes son todo aquello que acompaña al principio activo para que adquiera su forma y color y permite su toma y su absorción en el cuerpo. Un principio activo puede ser fabricado por varios laboratorios. Cada laboratorio puede ponerle su propio nombre comercial.

Por poner algunos ejemplos:

- Antalgin® es el nombre comercial, naproxeno sódico es el principio activo.
- Nolotil® es el nombre comercial, metamizol magnésico es el principio activo.

En España, los fármacos genéricos aparecen con el distintivo EFG, que son las siglas de «Equivalente Farmacéutico Genérico». Con el mismo principio activo, puede haber varios fármacos con distintos nombres comerciales. Para su aprobación se realizan estudios de bioequivalencia donde no se comprueba su eficacia, sino que sean similares al original en cuanto a la cantidad del principio activo y los niveles en sangre de sujetos sanos, aceptándose una variabilidad de hasta el 15 %.

Una de las ventajas de los genéricos es su menor coste de producción, ya que no requieren tantos gastos en investigación. En España está establecido por ley que el precio de los medicamentos sea el mismo entre equivalentes, tanto si se vende por nombre comercial como por principio activo. Esto no sucede en todos los países. Otra ventaja es que, por lo general, a un especialista le resultará más sencillo aprenderse de memoria un solo principio activo que varios nombres comerciales, entre todos los fármacos que maneja, por sentido práctico.

Una de las desventajas de los genéricos que debemos tener en cuenta, es que los excipientes de cada uno pueden ser diferentes, así que, aun con la misma cantidad de principio activo, el resultante puede tener características distintivas a considerar. Hay excipientes que contienen lactosa, sacarosa o gluten, y son mal tolerados por algunas personas. Eso hace que los pacientes lleguen a comprobar que, entre dos fármacos equivalentes, tolera uno mejor que otro, uno le controla mejor su enfermedad que otros.

Con determinadas especialidades farmacéuticas, no se recomienda cambiar de nombre comercial. Cuando uno acude a una farmacia con la receta, puede que no dispongan de ese fármaco en concreto, pero sí otro con el mismo principio activo. Legalmente, el farmacéutico debe vender el que aparece en receta, si no lo tiene puede mandarlo a pedir u ofrecer otro similar. Queda en tus manos decidir si te merece la pena buscar en otra farmacia, esperar o aceptar el que te ofrezcan.

¿QUÉ OTRAS COSAS ME PUEDEN AYUDAR DURANTE LA CRISIS?

En función de la intensidad del dolor, algunos pacientes optan por aislarse en una habitación silenciosa y oscura. La idea es que, con una medicación efectiva, recurran poco a esta opción para que no vean limitada su vida. Lo que se busca con la medicación es que la migraña interfiera lo menos posible en las actividades de las personas.

Como hemos comentado ya, el sueño ha demostrado ser una poderosa arma para resolver muchas de las crisis de migraña, especialmente en menores de edad. El estímulo frío en la zona de dolor también supone un alivio en un gran número de personas, mientras el calor puede reducir zonas de mayor tensión muscular entre las crisis. De todo esto ya hemos hablado, así que, ¿qué otras cosas puedo hacer durante la crisis?

1. **Técnicas de relajación:** La relajación y las técnicas de respiración profunda pueden ayudar a reducir la intensidad del dolor al reducir la tensión muscular y el estrés. La técnica implica tensar y relajar los músculos de todo el cuerpo, comenzando por los dedos de los pies y avanzando hacia la cabeza.

2. **Masajes y estiramientos:** Algunas personas encuentran alivio mediante masajes suaves en áreas afectadas o mediante estiramientos específicos que pueden relajar los músculos tensos asociados con la migraña.

3. **Terapia de masaje craneal:** Es una técnica de masaje que se enfoca en la cabeza, el cuello y los hombros. Algunos estudios han demostrado que puede ser efectiva para reducir la intensidad de las migrañas.

4. **Acupresión, puntos de presión:** Explorar la estimulación de puntos de presión específicos puede ser una estrategia útil. Algunas personas encuentran alivio aplicando presión en ciertos puntos, como la sien o la base del cráneo.

5. **Hidroterapia:** Tanto los baños de agua caliente como las compresas frías pueden ser eficaces para aliviar el dolor. Puedes proporcionar pautas sobre cómo aplicar estos métodos de manera segura.

6. **Música y sonidos relajantes:** Para algunos pacientes, escuchar música suave o sonidos relajantes puede

ayudar a distraer la mente y reducir la sensación de dolor durante una crisis.

¿QUÉ PUEDO HACER CUANDO SE PROLONGA EN EL TIEMPO?

Cuando una crisis de migraña dura más de tres días seguidos se conoce como estado migrañoso, entendiendo que puede respetar el descanso nocturno. En esta situación es más difícil que podamos resolver la crisis de migraña con los fármacos que disponemos en casa. Durante el estado migrañoso aumenta la ansiedad, el ritmo respiratorio, la intolerancia digestiva, la deshidratación. Todo esto en su conjunto alcaliniza la sangre, lo que se conoce como alcalosis (lo contrario a acidificarla), lo cual no es bueno. Con esto aparecen síntomas como: hormigueos en manos y cara, calambres, rigidez y espasmos muscular, temblores, mareo, confusión e irritabilidad.

Llegado ese punto, ya uno acaba exhausto y derrotado de tanto sufrimiento, apenas puede comer, ni siquiera puede tomar medicación, no queda otra opción que acudir a los servicios de urgencias, donde habitualmente se debe esperar para atención médica durante horas en un ambiente bullicioso, sin garantía de un tratamiento eficaz. Nada halagüeño el panorama. Te recomiendo igualmente en ese caso acudir a un servicio de urgencias para medicación más apropiada, ya que la combinación de fármacos por vía intravenosa es más eficaz para el estado migrañoso.

Lo más habitual suele ser una combinación de lo siguiente: suero fisiológico para asegurar una adecuada hidratación y recuperar electrolitos (como cloro y sodio), analgésicos con mayor potencia, antieméticos para las náuseas-vómitos, algún relajante y un protector gástrico. Es importante evitar los derivados de la morfina como tramadol, meperidina o petidina. Se considera que el tratamiento analgésico ha sido eficaz cuando ha reducido la intensidad del dolor al menos a la mitad a la hora de haber sido administrado por vena. Hasta el momento no se ha demostrado que la administración de oxígeno suponga un beneficio en la migraña. Puede recomendarse una pauta de corticoides durante pocos días, no tanto para quitar el dolor del momento, sino más bien para reducir la probabilidad de que vuelva a aparecer a los pocos días.

¿QUÉ PASA SI TOMO MÁS ANALGÉSICOS DE LO RECOMENDADO?

A la hora de tomar una medicación, infórmate bien de cómo se toma, en qué circunstancias y con qué periodicidad. Tomar más analgésicos de lo recomendado supone un riesgo elevado de una sobredosis y graves complicaciones.

Sabes que tomar cualquier preparado entraña la posibilidad de que se manifieste algún efecto adverso no deseado. Eso sí, atento a lo que te voy a decir: que pueda aparecer no implica que con seguridad siempre aparezca. Lo cierto es que leerse el prospecto de un medicamento te puede llevar a veces a rechazarlo antes de tiempo por temor, sin darle una oportunidad de ver si te funciona o no. Te puede resultar de utilidad informarte de aquellos efectos adversos más frecuentes. De esa manera, en el caso de que notes algo, lo podrás o no relacionar con el fármaco, para luego tomar una decisión con tu médico.

Por otra parte, conviene conocer que tomar un analgésico con mayor frecuencia de la indicada puede generar más dolor, eso conoce como «cefalea por abuso de analgésicos», aunque algunos preferimos llamarlo «cefalea por uso excesivo de analgésicos» por las connotaciones negativas que puede tener la palabra «abuso». Esta cefalea se ve asociada a la abstinencia de estos fármacos cuando dejan de hacer efecto tras un uso reiterado y excesivo. Recuerda en algo al síndrome de abstinencia, cuya toma alivia los síntomas y empeoran progresivamente cuando su efecto desaparece. En esta situación, la cefalea se revierte tras al menos dos meses de haber suspendido el medicamento causante. Esto se puede prevenir con la correcta información y evitando sustancias adictivas.

Resulta que tomar antiinflamatorios más de quinces días al mes, triptanes u opiáceos más de diez días al mes, más allá de ayudarnos puede perjudicarnos. Fíjese bien que cuando nos referimos a AINEs o triptanes lo decimos en referencia a un grupo de fármacos. Por lo tanto, de nada sirve considerar en un mes llegar a diez días con un triptan para continuar tomando otro, ahí estaríamos haciendo uso excesivo de estos. En ocasiones, lo que sucede es un efecto rebote, aparece un dolor más intenso en cuanto deja de hacer efecto el analgésico, y eso condiciona volver a tomarlo, perpetuando así el problema.

ANECDOTARIO

Hace unos años atendía a una paciente con claro uso excesivo de analgésicos mediante triptanes y opiáceos. Pese a proponerle reducir su consumo, no lograba convencerla. Durante muchos años probamos varios tratamientos sin éxito. Le había planteado ingresar, y ella se negaba. Finalmente, durante la pandemia ingresó por COVID-19. Y, como se suele decir: «No hay mal que por bien no venga». Eso le sirvió para pasar dos semanas sin consumir esos analgésicos y deshabituarse a ellos, y salió del hospital libre de dolor. Le hice seguimiento durante meses, y las cefaleas no reaparecían. El ingreso le permitió evitar ese excesivo consumo de analgésicos, que aliviaban su dolor momentáneamente para luego cronificarlo.

Y te preguntarás, ¿qué puedo hacer si ya he llegado a tomar el máximo número de analgésicos recomendados para ese mes? Es aconsejable usar los analgésicos únicamente cuando es requerido y de forma adecuada al tipo de cefalea que aparezca. Con esto quiero decir que mejor no tomar un triptan cuando notemos una molestia leve y reservarlo para el momento en el que se inicie la migraña. A veces algunos pacientes recurren a tomar analgésicos antes de que aparezca el dolor por miedo anticipatorio, haciendo uso excesivo de ellos.

Si, aun así, lo hemos hecho todo de la manera correcta y persistimos con dolor, puede que sea el momento de recurrir a un abordaje específico. En estas circunstancias, sería adecuado una valoración por un especialista en neurología e iniciar terapia preventiva. En ocasiones, de cara a evitar consumir más analgésicos de lo recomendado, se usan las denominadas «terapias puente». Con estas se busca cubrir el periodo de tiempo desde que se inicia un tratamiento para prevenir el dolor hasta que empieza teóricamente a hacer efecto. Dentro de estas terapias existen varias alternativas, entre las que destaca la «infiltración anestésica de puntos pericraneales» o una pauta corta de corticoides, y la decisión debe ser consensuada entre médico y paciente.

- **Infiltración anestésica de nervios pericraneales.** Esta primera opción consiste en inyectar con una aguja muy fina bajo la piel una solución de anestésico (bupivacaína, mepivacaína o lidocaína), como la típica anestesia cuando vas al dentista. Se suele practicar en puntos concretos por donde pasan los nervios encargados de sensibilidad de la cabeza. La inyección tarda pocos segundos y el efecto puede empezar a notarse en pocos minutos. Lo que se busca con esto es aliviar el dolor en el momento e incluso reducir su intensidad si reaparece en los días siguientes. Otro efecto beneficioso es una menor sensibilidad a la luz. La duración de este es muy variable: de pocas horas a varios meses de alivio, aunque la sensación de la mayoría suele rondar las dos, tres semanas. Lógicamente, es habitual notar esa zona de la cabeza algo adormecida cuando se toca, pero suele durar pocos días y suele compensar el alivio del dolor. Evidentemente, esto estaría contraindicado en caso de tener alergia a los anestésicos.

- **Corticoides orales en pauta corta.** Esta segunda opción consiste en tomar corticoides durante pocas semanas, sin llegar a superar 1 mes. El objetivo con esto, más que aliviar el dolor del momento, es reducir la probabilidad de que reaparezca en las próximas semanas. Tomando los corticoides durante tan poco tiempo se reduce de forma considerable los posibles efectos adversos tan temidos.

¿POR QUÉ YA NO ME FUNCIONA EL ANALGÉSICO?

La migraña puede cambiar a lo largo del tiempo, por lo tanto, la respuesta al tratamiento también. Puede suceder que, con el paso de los años y por diversos motivos, un analgésico efectivo pierda su eficacia y deje de hacer el mismo efecto que en el pasado.

Existen varios factores que pueden conllevar esto, entre los que destacaría los cronificadores de la migraña, la sensibilización, el uso inadecuado de los fármacos y la aparición de otros problemas de salud, tanto física como mental. No pierdas tiempo buscando el motivo, probablemente no te sirva de nada. Lo mejor será consultar por ello con un especialista para que busque una alternativa efectiva. Puede ser cambiando la formulación, la vía de administración o el principio activo.

Ten en cuenta que si no te alivia un analgésico que antes sí era efectivo, esto puede suponer un dato que requiere cierta prudencia. Tal vez no estemos hablando de una migraña, quizás se trate de otro problema. Consúltalo lo antes posible.

¿EXISTE ALGÚN DISPOSITIVO ELECTRÓNICO PARA TRATAR LA CRISIS?

En los últimos años, se han desarrollado diversos dispositivos electrónicos que estimulan las vías nerviosas para abortar las crisis de dolor, especialmente cuando son resistentes a medicamentos o cuando estos no se pueden usar.

El estimulador eléctrico del nervio vago es un dispositivo portátil externo que no requiere cirugía. Está comercializado con el nombre GammaCore®. Debe aplicarse en ambos lados del cuello en caso de migraña y se puede usar tanto para aliviar la crisis como para prevenirla. Con esto se busca modular las señales de dolor que percibe el cerebro. Cuando se aplica se debe notar una sensación de tirantez en un lado de la boca. Los efectos secundarios suelen ser leves como molestias musculares y cervicales, irritación de la piel, rinitis, faringitis, cambios en la voz. Está contraindicado si tiene algún aparato electrónico en el cuerpo como un marcapasos. Esta alternativa terapéutica ha demostrado beneficio significativo, con mínimos efectos adversos, sin riesgo de interacciones o uso excesivo de medicamentos.

El estimulador eléctrico del nervio supraorbitario es un dispositivo externo que se coloca en la frente similar a una diadema y está comercializado con nombre de Cefaly®. Los efectos secundarios son menores y transitorios: dolor, hormigueo o irritación de la piel, somnolencia o insomnio. Está contraindicado en caso de traumatismo facial reciente o alergia al acrilato. Se ha observado beneficio en pacientes con migraña en los estudios realizados, todos con un número reducido de participantes. Para el tratamiento de la crisis de dolor, no hay evidencia científica sólida. Para prevenir la cefalea debe usarse al menos una vez al día durante veinte minutos.

El estimulador magnético transcraneal de un solo pulso es un dispositivo de mano comercializado con el nombre SpringTMS®. Se aplica en la zona posterior de la cabeza, donde produce un estímulo magnético que genera un potencial eléctrico en el cerebro. Debe ser usado lo antes posible en el aura y la crisis de migraña. Los efectos secundarios son leves y transitorios: mareo, aturdimiento, sensación de ruido, dolor. Está contraindicado en caso de tener un dispositivo eléctrico implantado en el cuerpo, se debe usar con precaución en caso de epilepsia. Tiene estudios que evalúan su respuesta como terapia para aliviar los síntomas y para prevenir la migraña.

Un dispositivo innovador es el Nerivio®, es una especie de brazalete que se coloca en el brazo y utiliza la tecnología para aliviar los síntomas de la migraña. Funciona mediante la estimulación eléctrica, enviando señales a los nervios periféricos. Esto activa mecanismos naturales en el cuerpo para modular la percepción del dolor asociado con la migraña, lo que ayuda a reducir la intensidad y duración de las crisis. Desde el punto de vista científico, la estimulación eléctrica a través de este dispositivo parece interferir con la forma en que el cerebro procesa y percibe el dolor, disminuyendo la intensidad y la duración de los episodios de migraña. La efectividad está respaldada por evidencia actual. Es importante tener en cuenta que este dispositivo no funciona igual para todos, pero algunos pacientes han experimentado alivio significativo.

La estimulación del nervio occipital se realiza de forma invasiva con unos electrodos bajo la piel que se colocan mediante cirugía. Aunque técnicamente se considera seguro, a largo plazo suele mostrar diversos efectos secundarios indeseables como hormigueos en la zona, infecciones, descolocación de los electrodos. Se puede valorar en otras cefaleas como la cefalea en racimos, pero en migraña no hay suficiente evidencia científica como para generalizar su uso.

Hasta el momento actual en España, estos dispositivos no están financiados por la Seguridad Social. Su coste es algo a tener también en consideración.

QUINTA PARTE
TRATAMIENTO DE LA ENFERMEDAD

¿CÓMO PUEDO PREVENIR LAS CRISIS?

Una vez conozcas bien tu migraña, identifiques correctamente los desencadenantes, abordes los problemas asociados y encuentres un tratamiento sintomático efectivo, si sigues con crisis frecuentes, tendrás que buscar la manera de reducir los días con cefalea. Para ello existen diversos fármacos a los que llamamos preventivos. Su misión, como su propio nombre indica, es la de prevenir la migraña, de cara a que la cefalea sea menos frecuente, menos intensa, más fácil de tratar, con mejor respuesta a los analgésicos y menos requerimiento de estos, reducir la discapacidad y mejorar la calidad de vida de los pacientes. Además, con estos se pueden controlar enfermedades asociadas, reducir el estrés, los síntomas psicológicos asociados, disminuir el riesgo de cronificación de la enfermedad y de consumo de analgésicos y la automedicación, pudiendo hasta incluso reducir los gastos directos e indirectos.

¿A partir de qué momento puede merecer la pena que te plantees este tipo de terapias?

Se suele plantear una terapia preventiva en las siguientes situaciones:

- Con tres o más crisis de migraña al mes.
- Con seis o más días de cefalea-migraña al mes.
- Cuando las crisis sean muy intensas, invalidantes o no respondan al tratamiento sintomático adecuado.
- Cuando existan síntomas asociados muy molestos.
- Con auras atípicas o muy prolongadas.
- Cuando haya un consumo elevado de analgésicos por cefalea u otro dolor.
- Cuando haya alguna contraindicación para tomar analgésicos.

Es importante que el tratamiento de la enfermedad se adapte a las necesidades específicas de cada persona. Por lo tanto, es necesario que médico y paciente trabajen juntos para encontrar la mejor solución para cada situación en particular, exponiendo un balance riesgo-beneficio con expectativas realistas.

De los pacientes que acuden a consultas por su migraña, el 25 % requiere terapia preventiva y en otro 15 % también se podría plantear. No son pocos, una de cada tres-cuatro personas con migraña se podría beneficiar de este tipo de terapia. Sin embargo, según la Sociedad Española de Neurología, en el momento actual se calcula que menos del 5 % de los pacientes con migraña toma algún tipo de fármaco preventivo, muy por debajo de lo esperado. Con estos datos se hace evidente que muchas personas que podrían beneficiarse de estos tratamientos no lo aplican, con el riesgo de que este trastorno se cronifique.

Me resulta curioso aún ver algunas personas cuya negación a tomar medicación preventiva se justifica con eso de

«No soy de tomar medicamentos», todo esto mientras se atiborran a varios analgésicos potentes casi a diario con las repercusiones que esto tiene en su cuerpo. No se trata de tomar un preventivo de por vida, sino el tiempo suficiente para obtener una mejoría. Si no estás conforme con el tratamiento que te han propuesto, usa la asertividad, expón tus miedos, resuelve tus dudas, háblalo con tu especialista.

Entre los preventivos orales hay varios medicamentos, todos ellos diseñados para otras patologías, que han demostrado beneficio en la prevención de la migraña. Esto es una auténtica serendipia, pues suponen de manera casual un beneficio para la migraña. Estos fármacos pertenecen a varias familiares:

- Los antihipertensivos. Se diseñaron para tratar la hipertensión.
    - ◊ Betabloqueantes como propranolol, metoprolol, nadolol y atenolol. Eficacia notable. Especialmente indicados si asocia: hipertensión arterial, temblor, ansiedad o hipertiroidismo. Bien tolerados. Como efectos secundarios puede aparecer el cansancio, mareo o pesadillas. Contraindicados si el paciente tiene: asma bronquial, Raynaud, hipotensión arterial o frecuencia cardiaca baja.
    - ◊ Calcio-antagonistas como la flunarizina. Se toma por la noche por su capacidad de producir leve somnolencia. Debido a su poder orexígeno, en algunas personas aumenta el apetito y puede haber un ligero aumento de peso, conviene valorar medidas dietéticas para evitarlo. No se aconseja en personas con sobrepeso-obesidad ni con depresión. Suele requerir periodos de descanso.
    - ◊ Otros como lisinopril y candesartán.
- Los antiepilépticos o neuromoduladores. Diseñados para tratar la epilepsia.

◊ Topiramato. Eficacia destacada, similar a los betabloqueantes. Baja tolerancia. Efectos secundarios como: somnolencia, mareos, problemas de memoria-concentración, hormigueos en dedos, y pérdida de peso. Evitar en personas de constitución muy delgada. Se debe evitar en personas con predisposición a tener cálculos renales. En caso de embarazo, hay riesgo de malformaciones fetales. Con dosis superiores a 200 mg al día, puede reducir la eficacia de los anticonceptivos, tenlo en cuenta.

◊ Zonisamida. Eficacia similar a topiramato, aunque con menos estudios. Mejor tolerancia que el anterior.

◊ Ácido valproico. Requiere dosis menores que para la epilepsia. Existe riesgo de somnolencia, náuseas, diarrea, temblor, caída de pelo, aumento de peso, alteraciones en la función del hígado, disminución de número de plaquetas, quistes en ovarios y malformaciones fetales durante el embarazo, totalmente desaconsejado para mujeres en edad fértil.

◊ Lamotrigina, especialmente eficaz para migrañas con auras frecuentes. Requiere paciencia para ir subiendo la dosis muy lentamente. Bien tolerado en la mayoría de las personas con dosis bajas.

• Los antidepresivos, diseñados para la depresión.

◊ Amitriptilina. Eficaz cuando asocia problemas de sueño y del estado anímico. Con dosis bajas puede ofrecer beneficio. Suele tolerarse bien. Efectos secundarios más comunes: sequedad de mucosas (ojos y boca), estreñimiento, somnolencia. Dado que puede producir somnolencia, se recomienda tomar siempre por la noche. No indicada en personas con glaucoma (elevada presión ocular) o problemas de próstata. No crea adicción.

◊ Venlafaxina. Se tolera mejor que el anterior. Pensado para quienes sufran también ansiedad y/o depresión. Tampoco crea adicción.

Información de interés:

Inicio de tratamiento. Sigue las indicaciones de tu especialista. Será mejor empezar con precaución, evitando conducir o actividades de riesgo en las horas siguientes a la toma de medicación. Puedes aprovechar para empezar el tratamiento un fin de semana para comprobar cómo lo toleras.

Olvido de dosis. Si te has olvidado de tomar el medicamento, tómalo cuanto antes. Si han pasado más de cuatro horas, es mejor esperar a la siguiente toma sin duplicar la dosis.

Interrupción del tratamiento. Sigue las pautas indicadas por tu especialista, no suspendas estos fármacos de forma brusca sin supervisión médica, pida consejo antes de retirar medicación.

Somnolencia. Si el medicamento como efecto secundario da sueño como sucede con los antidepresivos y los antiepilépticos, evita conducir al inicio del tratamiento. Intenta tomarlo por la noche y comprueba cómo te despiertas.

Alcohol. Evita el consumo de bebidas alcohólicas.

Conviene conocer varias cuestiones con respecto a los preventivos. Merece la pena iniciar con dosis bajas para posteriormente ir subiendo hasta encontrar la dosis mínima necesaria con la que se puede obtener un beneficio significativo, siempre y cuando sea bien tolerado sin dar ningún efecto adverso. Hay que decir que cada persona requiere una dosis concreta, de ahí la importancia de hacer un estrecho seguimiento de los pacientes y monitorizar la respuesta mediante un calendario de cefalea.

Dar con la dosis adecuada es parte ciencia y parte arte. En caso de que al subir a mayor dosis aparezca algún problema, sería recomendable volver a la dosis previa e informar de ello en la próxima visita. Es fundamental tener un buen cumplimiento a la hora de tomar la medicación, siguiendo las indicaciones médicas. Olvidarse algunas tomas o tomarlo durante un periodo de tiempo insuficiente son algunos de los motivos por los que un paciente no obtiene beneficio con el tratamiento.

Otro aspecto de gran importancia es saber que el efecto beneficioso de los preventivos orales puede tardar entre uno y dos meses en empezar a notarse, por lo que siempre recomendamos tener paciencia y no abandonar el medicamento al poco tiempo. Está claro que requieren una dosis y un tiempo adecuados para que sean efectivos. Se debe alcanzar al menos la que se supone una dosis mínima efectiva y en un tiempo prudencial de uno a dos meses. Por debajo de eso, la probabilidad de alcanzar una mejoría es muy baja y puede estar asociada al efecto placebo, por lo que es lógico pensar que puede ser transitoria.

ANECDOTARIO EN REFERENCIA CON ESTO

Hace poco tuve una paciente de veintiún años que tenía unos tres/cuatro días de migraña al mes que relacionaba con estrés y que no aliviaba con ibuprofeno, lo había probado multitud de veces en los últimos años con la misma nula respuesta, pese a lo cual, seguía haciendo lo mismo (nota: si no te funciona un antiinflamatorio, valora con tu especialista cambiar a otro o un triptan). Su médico le indicó amitriptilina 10 mg (desconozco cuáles fueron sus instrucciones). La paciente tomó esto solo dos días, pero lo dejó «porque no le hacía nada» (cita textual). Es lógico que no haga nada cuando la mínima dosis recomendada son 25 mg, se queda con la dosis de inicio y no lo mantiene hasta al menos uno/dos meses. Igual que no pretendo que un antidepresivo resuelva una depresión en un día, no puedo exigirle que mejore una migraña en ese tiempo. Consejo: ten paciencia, la migraña no aparece en un mes y no se resuelve en un mes tampoco.

Cuando hablamos de beneficio, nos referimos a que una respuesta adecuada se logra cuando hay una reducción en, al menos, el 30-50 % de los días de cefalea. Y es aquí donde entra la importancia de realizar un calendario de cefalea en donde se registren al menos los días en los que aparece el dolor de cabeza. Si se ha obtenido beneficio, pero no es el esperado, el médico tendrá que valorar si subir la dosis, combinarlo con otro fármaco o directamente cambiarlo.

Si con la dosis recomendada notas mejoría, pero no es suficiente, tal vez se pueda considerar subirla. Si no observas mejoría ni con la dosis propuesta, tal vez ese no sea el mejor preventivo para ti y habría que considerar otras opciones. Si un preventivo no te funciona, no te supone beneficio o no te sienta bien, plantea la posibilidad de cambiarlo, no le des más vueltas. Que no te vaya bien con uno, no quita que pueda irte bien con otro. Yo suelo usar en consulta la analogía con un restaurante: si no me gusta uno en cuestión, no repito en el mismo y busco otro, así de sencillo.

En caso de suspender un preventivo, tiene que ser con la pauta adecuada. Suspender algunos medicamentos de forma brusca puede tener repercusiones importantes para el paciente. Si se ha obtenido el beneficio esperado, el tratamiento se suele mantener entre seis y doce meses antes de suspenderlo. Se estima que en aproximadamente el 40-60 % de los pacientes con migraña se encuentra un beneficio con estos fármacos a los tres meses, pudiendo incluso haber una reducción de más de

75 % de los días de cefalea en el 20 % de pacientes. Esto sería como pasar de doce días al mes a tres días, pero solo en uno de cada cinco pacientes. Pasado ese tiempo, podrás valorar retirarlo de forma gradual con las pautas que te indiquen. Hay que entender que no todo es cefalea y que muchos fármacos además mejoran otras cuestiones como son el sueño, el estado anímico, la ansiedad y el sobrepeso; y esto se tiene en cuenta a la hora de iniciar o retirar un medicamento.

En la medicina centrada en el paciente, aunque la elección de un preventivo corre a cargo del médico que es quien conoce en profundidad las alternativas terapéuticas, se debe siempre consensuar con quien sufre la enfermedad. La preferencia hacia un fármaco u otro depende de la singularidad del paciente como aspectos biopsicosociales (biológicos, psicológicos y sociales), de las características de las crisis con sus factores precipitantes-agravantes y de la evidencia científica actual. El tratamiento de la migraña debe ser como un traje a medida, adaptado a cada persona en un momento dado.

Así, en pacientes que además de migraña sufran depresión, ansiedad o insomnio, les puede resultar de mayor utilidad un fármaco antidepresivo. Para aquellos que sean diagnosticados de hipertensión arterial: los antihipertensivos. Conociendo que un efecto secundario del topiramato y la zonisamida puede ser la pérdida de peso, sería conveniente considerar cuando haya asociado sobrepeso u obesidad. Aquellos que sufran de vértigos, pueden ver mayor beneficio con flunarizina. Si los episodios de auras son frecuentes, la lamotrigina puede ser de gran utilidad.

El inicio de un tratamiento preventivo se debe realizar a dosis bajas y progresivamente ir subiendo hasta encontrar aquella en la que se obtenga un beneficio significativo siempre y cuando se tolere bien y no haya efectos secundarios indeseables. Si te lo estás preguntando, hay efectos secundarios que pueden llegar a ser «deseables», como bajar de peso o mejorar el descanso nocturno. En caso de que la respuesta sea insuficiente o no tolere dosis mayores, se puede asociar con otro fármaco preventivo. Antes de descartar un preventivo porque no se obtiene la respuesta esperada, se debe aguardar al menos dos meses desde que se toma una dosis considerada eficaz, ya que es habitual que la respuesta aparezca en ese periodo de tiempo. Si el beneficio que ofrece es menor del deseado, se puede valorar subir la dosis o mantener en el tiempo porque puede haber un efecto acumulativo hasta en seis-doce meses.

Hay que tener unas expectativas realistas, ya que el objetivo de la terapia no es estar totalmente libres de dolor en poco tiempo, sino hacer que las crisis sean menos frecuentes con el paso de los meses. Lo que buscan los médicos con mayor frecuencia en un tratamiento preventivo es alcanzar al menos una reducción a la mitad de los días de cefalea al mes. Esto viene a decir que, si estás con una media de unos diez días de cefalea, se intenta con la medicación llegar a estar por debajo de los cinco días al mes. Como es lógico, eso no se consigue de la noche a la mañana, requiere un tiempo suficiente y una dosis efectiva.

La duración del tratamiento preventivo depende de las características de la migraña, del paciente, del fármaco, de la respuesta y de la tolerancia a este. Con frecuencia, los efectos adversos nos obligan a retirar un medicamento antes de tiempo. Si la evolución es buena, la mejoría con medicación es duradera y no hay recaída tras su retirada, entonces sí se puede suspender el tratamiento. Si la migraña recurre con mayor frecuencia, siempre se puede valorar retomar ese fármaco que en el pasado ayudó. La duración que se recomienda mantener un preventivo cuando es efectivo puede variar. Esto depende de la persona, de su migraña, del grado de eficacia alcanzado con el tratamiento y de su tolerancia. Lo que parece bastante claro es que no se debe retirar de forma rápida la medicación porque aumenta el riesgo de sufrir más crisis de migraña. Se recomienda que a la hora de retirar un medicamento se realice de forma progresiva según la recomendación y supervisión médica.

Efectos secundarios de los fármacos preventivos son todos aquellos síntomas que pueden aparecer con relación a la toma de estos, y que desaparecen cuando se dejan de tomar. Es importante ser conscientes de los posibles efectos adversos, no para asustarnos hasta el punto de evitar tomar algo que nos puede aportar grandes beneficios, sino para identificar aquello que pudiera ser relevante, informar al facultativo de cara a realizar un cambio. Es importante saber que las reacciones adversas pueden suceder de forma más o menos frecuente, pero no aparecen siempre, no tiene por qué sucederte justo a ti.

Los prospectos de las cajas de las medicinas ofrecen información sobre los diversos efectos secundarios que pudieran aparecer, desde el más frecuente hasta el más raro de todos. Si se ha descrito en alguna ocasión y se ve relacionado, aunque solo suceda en uno de cada diez mil personas, aparecerá en el prospecto. Esta es una forma razonable de evitar posibles problemas legales contra las empresas farmacéuticas. Más que informar, a veces parece que buscan asustar, con lo que algunos pacientes deciden ni siquiera intentarlo. Pero lamento informar que eso puede pasar con todos los medicamentos. Como es evidente, está en manos del facultativo médico informar de los posibles efectos adversos que con frecuencia se pueden observar y qué hacer en caso de que aparezcan.

¿Y QUÉ HAGO SI PESE A ESO NO NOTO MEJORÍA?

Cuando un paciente con migraña no tolera o no obtiene beneficio tras el intento con dos preventivos descritos a una dosis y tiempo recomendados, se considera resistente al tratamiento inicial.

En los últimos años, han surgido nuevas alternativas de tratamiento que han supuesto una revolución en la migraña. Estos son fármacos preventivos inyectables como la toxina botulínica y los medicamentos monoclonales, de los que pasaremos a hablar ahora.

TOXINA BOTULÍNICA

Se comercializa con varios nombres, pero casi todo el mundo conoce el Botox® por su uso en estética para reducir arrugas de la cara. Realmente se empezó a usar para corregir el estrabismo en niños y con el tiempo se han llegado a encontrar un gran número de pacientes que se pueden beneficiar de su uso. Entre las diversas enfermedades en las que se aplica están la rigidez muscular, como la espasticidad y la distonía, para espasmos musculares, el exceso de sudoración de manos y axilas, para la migraña y otros dolores. La toxina botulínica produce relajación en las fibras musculares, pero, por otra parte, también bloquea algunas señales relacionadas con el dolor.

Es una neurotoxina paralizante que se extrae de una bacteria llamada *Clostridium botulinum* que es la causante del botulismo. Tras un proceso laborioso se obtiene un fármaco seguro y bien tolerado. El tratamiento con toxina botulínica está aprobado para la migraña crónica en España desde 2012, pues su uso en esta ha demostrado una reducción significativa en la frecuencia de los días de migraña al mes. Se realiza mediante inyecciones con una aguja muy fina (de 0,3 mm de grosor) en 31-39 puntos que se reparten en diferentes músculos de la cabeza y el cuello. A nivel del cráneo los músculos son tan finos que los pinchazos son casi subcutáneos, muy poco profundos. La sesión suele durar unos diez minutos aproximadamente, no requiere anestesia ni cuidados posteriores, y se puede continuar con total normalidad el día. Por precaución no se recomienda dar el tinte para el cabello ni masajear la zona hasta veinticuatro horas después.

El estudio PREEMPT (Phase III Research Evaluating Migraine Prophylaxis Therapy) demostró el beneficio del Botox® en la migraña crónica. Curiosamente en inglés significa «adelantarse a» o «prevenir», lo cual le viene que ni pintado. El protocolo del estudio determina cómo se realizan las infiltraciones, aunque luego cada profesional puede hacer algunas variaciones guiándose por puntos dolorosos en la exploración y en su experiencia. Estas infiltraciones se deben realizar cada tres/cuatro meses, pues los efectos de la toxina van disminuyendo después de ese tiempo. Según la evidencia científica, la mitad de los pacientes obtienen beneficio desde la primera sesión. Cuando se realiza una segunda y una tercera sesión, hasta el 70 % de los pacientes nota mejoría. Este tratamiento tampoco es de por vida. Al año de tratamiento, el 10 % lo finaliza, el 40 % empieza a espaciar las sesiones, y el 50 % lo mantiene. El efecto beneficioso del tratamiento no siempre es inmediato. Tras la sesión es normal que se tarde hasta un mes para empezar a notar su efecto. Por ese motivo es habitual que se realice con bloqueo anestésico (mencionado previamente) cuyo efecto es más rápido y habitualmente menos duradero.

Puntos anatómicos orientativos para las infiltraciones de toxina botulínica en migraña crónica según el protocolo PREEMPT:

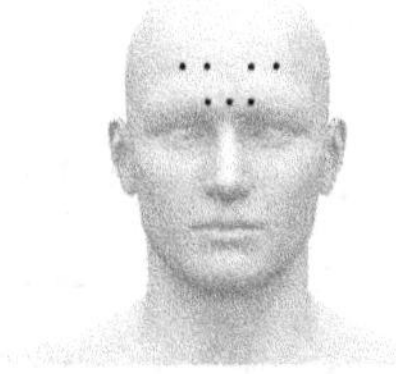 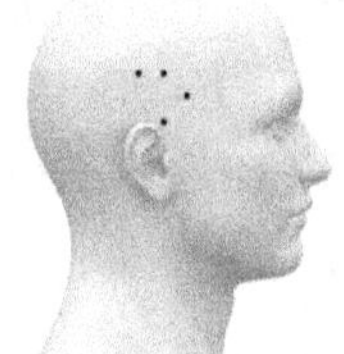 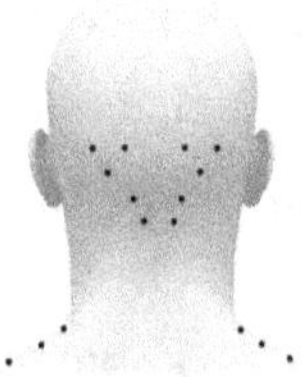

Si quieres hacerte una idea de cómo es el procedimiento, te invito a que veas un vídeo en YouTube creado por la Unidad de Cefaleas y Neuralgias del Hospital de la Santa Creu i Sant Pau de Barcelona. En este vídeo la Dra. Noemí Morollón explica paso a paso cómo se infiltra la toxina botulínica para migraña crónica según el paradigma PREEMPT:

https://www.youtube.com/watch?v=IKjkk7X7vmY

La mejoría que suelen referir los pacientes con la toxina botulínica son los siguientes:

- Reducción en los días de dolor.
- Atenuación en la intensidad del dolor.
- Disminución del consumo de analgésicos y mejor respuesta a ellos.
- Menos síntomas como la sensibilidad a la luz y las náuseas.
- Menos hipersensibilidad al tacto.
- Más calidad de vida, menor discapacidad por la migraña.

Como es lógico, la aguja puede generar dolor en el momento de las inyecciones o incluso una molestia después, pero por experiencia suele ser menor de lo que la mayoría se imagina. Entre los efectos secundarios destacaría las molestias o dolor en la zona de inyección, cefalea, elevación de las cejas o dificultad para arrugar la frente. En cualquier caso, estos síntomas son poco frecuentes y transitorios. No está indicado durante el embarazo. Otro aspecto positivo de este tipo de terapias es que se puede combinar con otros fármacos sin riesgo de interacciones. Su seguridad está avalada por más de diez años de experiencia.

FÁRMACOS MONOCLONALES ANTI-CGRP

Los fármacos monoclonales son modernos anticuerpos que actúan de forma directa sobre una de las moléculas implicadas en la migraña, el CGRP (Péptido Relacionado con el Gen de la Calcitonina, llamado así por sus siglas en inglés). Se llama monoclonal porque son anticuerpos específicos producidos por un solo tipo de célula inmune que proviene de una misma célula madre, lo que viene a ser un clon. Actualmente, en España tenemos disponibles tres: erenumab (Aimovig®), galcanezumab (Emgality®) y fremanezumab (Ajovy®). Estos se administran con una inyección subcutánea una vez al mes. Si tienes fobia a las agujas, belenofobia, no debes preocuparte porque no se ve. Las presentaciones tienen forma de bolígrafo grande (pluma precargada). Te lo puedes pinchar sin ayuda de nadie, solo requiere unas instrucciones iniciales para hacerlo de forma correcta. Recientemente, disponemos de un cuarto fármaco monoclonal llamado eptinezumab (Vyepti®) que, a diferencia de sus hermanos, se administra por vena cada tres meses, lo que requiere de personal de enfermería para coger una vía venosa y una media hora para su infusión, sin precisar monitorización ni toma de constantes. Al final del libro podrás acceder mediante unos códigos QR a varios vídeos ilustrativos sobre estos fármacos.

En España, estos cuatro fármacos monoclonales requieren un diagnóstico por Neurología y la dispensación por Farmacia

Hospitalaria para que sean financiados por el Sistema Nacional de Salud (SNS) y gratuitos para el paciente. Esto es aplicable también si perteneces a colectivos como MUFACE (funcionarios), MUGEJU (Justicia) o ISFAS (Defensa). Si dispones de un seguro privado, consulta qué incluye tu póliza.

Dado que los cuatro se consideran equivalentes terapéuticos en cuanto a eficacia, tolerancia y seguridad, la elección entre uno u otro se baja en algunas características diferenciales que tendrá en cuenta el prescriptor y la disponibilidad en cada centro. La mejoría en la migraña con estos tratamientos se produce de manera mucho más rápida que con los otros preventivos presentados, casi inmediata. Su eficacia se observa desde el cuarto al séptimo día, incluso en las primeras horas si se administra por vena.

Aproximadamente dos de cada tres pacientes notan mejoría con estos tratamientos. Según han demostrado diversos estudios, esa mejoría se mantiene en el tiempo. Otro aspecto positivo es que no interaccionan con otros medicamentos, por lo que puede usarse en combinación con cualquier otro fármaco. El objetivo que busca es el mismo de siempre: reducir la frecuencia e intensidad de cefaleas y mejorar la calidad de vida de los pacientes. Basándonos en los estudios y en la experiencia personal, esto sucede en un gran número de pacientes. Algunos me dicen que notan que sus crisis de migraña se les han espaciado en el tiempo, que no llegan a ser tan intensas como antes, que duran menos y alivian más con los analgésicos. Sin embargo, como es habitual con cualquier medicación, la respuesta puede ser diferente en cada persona.

Eso sí, una vez iniciado uno de ellos, se debe mantener el mismo los siguientes meses y no intercambiar con otro monoclonal, salvo en caso de mala tolerancia o baja eficacia. Se recomienda evaluar al paciente a los tres meses de iniciado el monoclonal para ver su respuesta. Si va bien, se puede continuar, pero, en caso de que no suponga ningún beneficio o que se tolere mal, habrá que plantear su suspensión. Se ha podido demostrar que hasta en la mitad de los pacientes con migraña que no responden bien con un primer fármaco monoclonal, puede obtener beneficio con un segundo. En algunos pacientes se puede llegar a valorar la posibilidad de combinar el beneficio de la toxina botulínica y el monoclonal, pero esa decisión le corresponde al especialista en neurología en función de la información que disponga del paciente. Aún queda por aclarar cuál podría ser el momento óptimo para suspenderlos, pues en algunos pacientes, cuando se les retira, a los pocos meses vuelven a aquejar un empeoramiento de su migraña, lo que obliga a retomar la terapia. Según nuestra experiencia, cuando se reinicia el monoclonal, la respuesta suele ser similar a la previa.

ANECDOTARIO

Para que te hagas una idea de la confianza que tengo con estos medicamentos, te voy a contar una anécdota que una vez me sucedió. Se trata de una paciente que sufría migraña con alta frecuencia y que no había mejorado tras haber probado tres medicamentos distintos. En la cita con enfermería, la instruyeron para pincharse el fármaco. A los tres meses hablé con ella y me contó que el primer mes le iba tan bien que apenas había tenido migrañas, pero el segundo y el tercer mes notaba otra vez la misma frecuencia de cefaleas, sin nada que lo hubiese empeorado. Esto me resultó extraño, porque si te funcionó el primer mes, debería haberlo hecho el segundo y el tercero. Una pequeña variación es aceptable, pero me resultó muy llamativo. Le propuse al farmacéutico que. cuando volviera a darle la medicación, comprobara que se pinchara correctamente. Me llamó al poco tiempo y me dijo que la paciente se había olvidado de quitarle el capuchón protector. Eso era lo que hacía que no funcionara, no se lo estaba pinchando.

En España, los fármacos monoclonales están financiados por el Sistema Nacional de Salud en aquellas personas que sufren migraña con ocho o más días de cefalea al mes y han probado al menos tres fármacos preventivos (uno de los cuales debe ser Botox® en caso de migraña crónica), sea por falta de respuesta o por no haberlos tolerado. Los monoclonales son seguros y se toleran bien en la mayor parte de los pacientes.

Los efectos secundarios son infrecuentes, entre los más habituales destacaría los síntomas catarrales, estreñimiento y reacciones de inflamación (enrojecimiento, hinchazón o picor) en la zona de la piel donde se inyecta el medicamento. La tasa de pacientes que tienen que suspender los monoclonales por estos motivos es extremadamente baja. Por ahora no se puede usar durante el embarazo y la lactancia. La ventaja frente a los otros preventivos es su mayor eficacia, su especificidad, su mejor tolerabilidad, su bajo índice de interacción con otros tratamientos. Como desventaja viene a estar su elevado coste sanitario, aunque habrá que evaluar cuanto gasto ahorra en cuanto a reducir consumo de analgésicos, visitas a urgencias y bajas laborales en futuros estudios.

Otra limitación en el momento actual es que la financiación en España se restringe a los pacientes con cefalea y migraña muy frecuente, aunque tal vez esto cambie en unos años.

A modo de curiosidad, si te preguntas el porqué de estos nombres tan extraños, aquí viene la explicación:

- Última sílaba -mab procede de la abreviatura en inglés de anticuerpo monoclonal, «*monoclonal antibody*».
- La sílaba o letra anterior a -mab viene a informar el origen del anticuerpo: -u para humano y -zu humanizado. El primero procede de células humanas, y el segundo

de especies no humanas cuyas secuencias son modifica-
das para asemejarse lo más posible a las humanas.

- La letra o sílaba anterior a esto nos informa de la diana sobre la que actúa el anticuerpo, así -ne- se refiere a «neurona», igual que -tu- a «tumores», -vi- a «virus», -ba- a «bacterias», etc.

- Las letras-sílabas del inicio son elegidas por el fabricante del fármaco.

- Así sabes que erenumab es de origen humano, mientras que galcanezumab, fremanezumab y eptinezumab son humanizados, y los cuatro son anticuerpos monoclonales que actúan sobre las neuronas.

¿HAY NUEVOS FÁRMACOS PARA LA MIGRAÑA?

Ahora exploraremos juntos las innovaciones recientes que están cambiando la forma en que abordamos y tratamos la migraña. En la última década, hemos sido testigos de avances emocionantes en el campo de la medicina, y la migraña no ha sido la excepción. Uno de los puntos destacados ha sido la llegada de nuevos fármacos diseñados específicamente para combatir los episodios de migraña. Todo esto abre un camino de esperanza y de nuevas alternativas. Dos categorías que merecen nuestra atención son los ditanes y los gepantes.

GEPANTES

Dentro de este grupo de fármacos están los siguientes: olcegepant, telcagepant, rimegepant, atogepant, ubrogepant y zavegepant. Actúan como antagonistas del CGRP, bloqueando su acción y reduciendo su actividad, tanto para tratar la crisis de migraña (rimegepant, ubrogepant y zavegepant) como para prevenirla (rimegepant y atogepant). Se presentan como alternativas a los triptanes ya conocidos.

- Olcegepant ha sido el primero en salir al mercado con resultados favorables en migraña y eficacia más allá de las primeras veinticuatro horas. Sin embargo, su administración por vena lo hace poco práctico.

- Telcagepant es otro medicamento prometedor, pero los estudios se tuvieron que suspender por ciertos indicios de toxicidad del hígado.

- **Rimegepant** es el primer y único gepante que ha demostrado ser eficaz como tratamiento sintomático y preventivo en adultos. Se comercializa desde enero de 2024 en España con el nombre Vydura®. Se toma por vía oral mediante un comprimido liofilizado que se disuelve encima o debajo de la lengua, por lo que puede tomarse con o sin agua. Se presenta en envase de 2 y 8 tabletas de 75mg. Este fármaco se tolera muy bien, con un riesgo muy bajo de efectos secundarios (1-2%), entre los que destacan mareos, náuseas y estreñimiento. No se recomienda si hay insuficiencia renal o hepática grave. Aun no hay suficiente experiencia de su uso durante el embarazo y lactancia. Antes de iniciarlo, tu médico debe considerar las posibles interacciones con otros fármacos, como los inductores o inhibidores de la enzima CYP3A4.

  ◊ Como tratamiento sintomático. Se debe tomar un solo comprimido al inicio de la crisis, siendo esta la dosis máxima diaria permitida. Con esto se logra alivio o ausencia de dolor a las dos horas de forma significativa comparado con placebo, pudiendo durar su efecto hasta 48 horas. Puede reducir también otros síntomas molestos como la fotofobia y la fonofobia.

Por el momento, la indicación tratar la crisis de migraña no está financiada, por lo que se puedes comprarlo en farmacias comunitarias con receta médica, aunque el gasto total corre a tu cargo.

◊ Como tratamiento preventivo. Está aprobado para adultos con al menos cuatro crisis de migraña al mes. Tomando un comprimido a días alternos (cada dos días), se logra una reducción de los días de migraña al mes de forma significativa comparado con placebo. Actualmente en España cuenta con financiación por el Sistema Nacional de Salud con la prescripción por Neurología y dispensación por Farmacia Hospitalaria (como sucede con los monoclonales) para adultos con migraña episódica de alta frecuencia (entre 8 y 14 días de migraña moderada/severa al mes durante al menos 3 meses) tras fallo al menos a tres tratamientos preventivos.

- **Atogepant** llega como una opción eficaz para prevenir la migraña, tanto en la episódica como la crónica. Diversos estudios han demostrado que logra una reducción significativa y sostenida de la media mensual de días de migraña comparado con placebo. Ha obtenido la autorización de la Agencia Europea de Medicamentos (EMA) en adultos con al menos cuatro crisis de migraña al mes, aunque las condiciones de financiación aún están por determinarse. Se espera que se comercialice en España en 2024 con el nombre Aquipta®, con las presentaciones de 10mg y 60mg. La dosis recomendada es de 60 mg una vez al día, preferiblemente a la misma hora y se traga entero con o sin alimentos. La dosis de 10mg al día sería la apropiada en caso de interacción con otros tratamientos (inhibidores potentes del CYP3A4 o del OATP), o en insuficiencia renal grave y terminal. Se debe evitar en insuficiencia hepática grave. Los efectos secundarios son poco frecuentes y de escasa gravedad como estreñimiento, náuseas y fatiga.

- **Ubrogepant** es una opción eficaz en el tratamiento sintomático de la crisis de migraña en adultos. Los estudios realizados han demostrado una reducción significativa en la intensidad del dolor y en los síntomas asociados en comparación con el placebo. Este medicamento ha sido aprobado por Administración de Alimentos y Medicamentos (FDA) y comercializado en Estados Unidos para su uso en adultos con migraña episódica con el nombre comercial Ubrelvy®, se desconoce la fecha de comercialización en España. La dosis recomendada por vía oral es de 50 mg o 100 mg según la necesidad, requiriendo ajustar la dosis en casos de insuficiencia hepática. Los efectos secundarios son poco comunes y generalmente leves, incluyendo náuseas, mareos, somnolencia y boca seca.

- **Zavegepant** es un gepante efectivo para el tratamiento sintomático de las crisis en adultos con migraña episódica. Está aprobado por la FDA y comercializado en Estados Unidos con el nombre Zavzpret®, se desconoce la fecha de comercialización en España. Estudios clínicos han demostrado una rápida y notable reducción en la intensidad del dolor en comparación con el placebo, con un efecto sostenido durante 48 horas. La dosis estándar es de 10 mg y se administra por vía nasal. Entre los posibles efectos secundarios, aunque poco comunes, se incluyen la alteración del gusto, una sensación molesta en la nariz y las náuseas. Se deben evitar las dosis múltiples el mismo día para reducir los efectos adversos. Como ventaja el zavegepant es muy rápido en hacer efecto y se administra por la nariz, ideal para personas que sufren vómitos e intolerancia digestiva.

	Rimegepant	Atogepant	Ubrogepant	Zavegepant
Aprobado en Europa (EMA)	En 2022	En 2023	Pendiente	Pendiente
Aprobado en EEUU (FDA)	En 2020-2021	En 2021	En 2019	En 2022
Indicado para...	Crisis de migraña Prevenir la crisis	Prevenir la crisis	Crisis de migraña	Crisis de migraña
Presentación	75mg	10 y 60mg	50 y 100mg	10mg
Forma de administración	Liofilizado oral	Oral	Oral	Nasal
Efectos adversos	Mareos y náuseas	Estreñimiento, náuseas y fatiga	Náuseas, mareos, somnolencia y sequedad oral	Alteración del gusto y malestar nasal

DITANES

El primer y único de la familia aprobado para el tratamiento sintomático de la crisis de migraña. A diferencia de los triptanes antes mencionados, los ditanes ofrecen la ventaja de que los pueden tomar personas con enfermedades vasculares e hipertensión arterial mal controlada, ya que no condiciona vasoconstricción.

Lasmiditan, cuyo nombre comercial es Rayvow®, se comercializa con comprimidos de 50 y 100 mg, disponible en farmacias españolas desde diciembre de 2023. La dosis inicial recomendada es de 100 mg, pudiendo bajar a 50 mg para mejor tolerancia o subir a 200 mg para mayor potencia, siendo esta última la dosis máxima diaria. Se toma por boca, se absorbe rápido y es efectivo a los treinta minutos, puede eliminar el dolor a las dos horas en dos de cada tres pacientes.

Este fármaco ha demostrado beneficio en la crisis de migraña, tanto para aliviando o eliminando el dolor como reduciendo el síntoma más molesto como la hipersensibilidad a estímulos. Esto lo hace de manera inmediata y sostenida en el tiempo, con consistencia del efecto en sucesivas tomas e independiente de la respuesta previa con triptanes. Es efectivo también en las crisis de migraña relacionadas con la menstruación.

Los efectos secundarios son leves y pocos frecuentes, el más reiterado es el mareo, en especial con dosis altas. Otros como hormigueos, cansancio y somnolencia son menos habituales Igualmente, por precaución, se desaconseja cualquier actividad que requiera mayor atención, como conducir, hasta al menos ocho horas después de haber tomado un comprimido de lasmiditan. Su mayor seguridad a nivel cardiovascular le confiere un perfil único.

Cualquier médico puede prescribirlo en España, no tiene por qué ser neurólogo. Se dispensa en farmacia comunitaria, no la hospitalaria. Está financiado por el Sistema Nacional de Salud con visado de inspección si cumple las siguientes condiciones:

- Adultos con al menos 3 crisis moderadas/severas al mes de migraña, con o sin aura
- Y una de las dos siguientes situaciones:
  - Falta de respuesta o intolerancia al menos a dos triptanes diferentes durante periodos de tiempo y a dosis suficientes
  - Contraindicación del uso de triptanes por enfermedad cardiovascular

¿HAY ALGUNA ALTERNATIVA MÁS NATURAL?

Según la RAE, «natural» se define como una cosa que está tal como en la naturaleza. Pues bien, algunas terapias consideradas naturales han demostrado ser eficaces para la crisis y en la prevención de la migraña, incluso mejor toleradas, con menos efectos secundarios. Es cierto que no disponen de tanta evidencia científica como los fármacos anteriores y por eso no siempre se ofrecen de entrada en la consulta médica. Suelo decir que el hecho de que no se hayan estudiado lo suficiente no quiere decir que no sean eficaces. Estas terapias se pueden tener en consideración y usar de forma complementaria a las anteriormente mencionadas. Se estima que aproximadamente el 85 % de adultos con migraña recurren a estos tratamientos en algún momento y hasta el 60 % percibe beneficio con ellas. Se pueden encontrar tanto en farmacias, herbolarios e incluso en algunos supermercados.

Aclaro que «natural» no es sinónimo de «inocuo», no está carente de riesgos. Incluso el agua, en defecto o en exceso, puede hacer mucho daño. Todo debe usarse en su justa medida, de ahí la frase «la dosis hace el veneno». Tal vez un gramo de paracetamol te calma la cefalea, pero más de ocho pueden dañarte seriamente el hígado. Por otro lado, no todo lo que proviene de la naturaleza como las plantas resulta beneficioso para el cuerpo. Podrías plantearte alguna de estas opciones no como alternativa sino como combinada a los fármacos. Si solo recurres a opciones naturales, al final puede que lo natural sea que tu migraña se cronifique. Asesórate con un profesional antes de empezar con estas terapias.

Tratamiento sintomático	Tratamiento preventivo
Jengibre	Melatonina
Extracto de matricaria	Vitamina B2 – Riboflavina
Extracto de petasita	Magnesio
Nanocúrcuma	Coenzima Q10

TERAPIAS NATURALES PARA LA CRISIS DE MIGRAÑA:

Jengibre

Desde hace mucho tiempo se conoce su efecto antiinflamatorio. Se suele indicar como remedio para mareos, náuseas y vómitos. Sin embargo, la eficacia del jengibre para tratar la crisis de migraña ha sido muy discutida. Un ensayo clínico comparó la eficacia de unas cápsulas con 250 mg de jengibre en polvo frente a 50 mg de sumatriptan. Este estudio concluyó que tanto la eficacia como la satisfacción de los pacientes fue similar en ambos grupos de tratamiento, con menos efectos adversos en el grupo que tomó jengibre. Una revisión sistemática de tres estudios comparó jengibre frente a placebo en cuanto a eficacia como tratamiento en la crisis de migraña. Según esta revisión, el jengibre se asocia con reducción y libertad del dolor a las dos horas, disminución de náuseas y vómitos. Con esto se concluye que el jengibre es seguro y eficaz en el tratamiento de pacientes con migraña, pudiendo combinarlo con otras terapias.

En la mayoría de estos estudios se encuentran varias limitaciones metodológicas. Además, se incluyen solo a personas con migraña poco frecuente, usando dosis que van desde los 250 hasta los 600 mg. Falta por conocer su efecto en los distintos tipos de migraña y cuál es la dosis óptima. Se propone el jengibre en personas que no hayan obtenido beneficio o no toleren los fármacos y, en general, a quienes prefieran usar remedios naturales a base de hierbas. Se pueden encontrar en farmacias, herbolarios y supermercados con distintas presentaciones: en trozos, en cápsulas, en polvo, en gotas, como extracto sublingual, incluso combinado con matricaria.

Extracto de **petasita** (*Petaseite hybridus*)

El extracto de petasita tiene varios usos medicinales como la migraña. Sin embargo, hay dudas sobre su efectividad y se ha relacionado con fallo hepático. No recomiendo su uso, pero si decides probarlo, asegúrate de que el producto esté libre de sustancias tóxicas de la planta.

Extracto de **matricaria** (*Tanacetum parthenium*)

Este extracto, conocida como manzanilla amarga, se puede preparar en infusiones de sus hojas secas o consumir en comprimidos a dosis de 25 mg al día. También se han comunicado problemas hepáticos en algunos pacientes, por lo que estaría desaconsejado su uso.

TERAPIAS PREVENTIVAS NATURALES PARA LA MIGRAÑA:

Melatonina

Conocida como la hormona del sueño, es producida por la glándula pineal en nuestro cerebro y se encarga de regular nuestro reloj biológico. Además, funciona como antioxidante, se relaciona con la función de otras hormonas y el sistema inmunológico. Su déficit se ha vinculado con multitud de enfermedades. Está indicado especialmente en personas con problemas para dormir, como por retraso del sueño, trabajo a turno y *jet lag* típico de los viajes con cambios de hora. Se puede tomar como una hora antes de acostarnos con una dosis de entre 2 y 6 mg al día.

Vitamina B2

También llamada riboflavina, a dosis de 400 mg al día ha demostrado beneficio en migraña. Inicio del efecto: a los tres meses de estar tomándolo de forma continuada.

Citrato de Magnesio

A dosis de 300 o 600 mg al día. Como efecto secundario puede aparecer diarrea.

Coenzima Q10

Se puede tomar como suplemento a una dosis de 150 mg al día. Requiere más estudios comparativos para demostrar su beneficio.

En conclusión, las alternativas aquí descritas se plantean como opciones seguras y eficaces en la migraña, pudiendo incluso combinarlas con otras terapias.

¿EL CANNABIS SIRVE?

La respuesta breve a esto sería: no, pero hacen falta más estudios. Si bien es cierto que puede suponer algún beneficio en cuanto a reducir algunos de los síntomas asociados a la migraña, como náuseas y vómitos o, en menor medida, la intensidad del dolor, aunque solo en algunas personas y de forma temporal. De manera general no lo recomiendo, ya que los riesgos pueden ser mayores que los beneficios.

Hay muchas variedades de cannabis que varían ampliamente en la composición de cannabinoides, terpenos, flavonoides y otros compuestos. La investigación sobre los cannabinoides para el tratamiento de diferentes enfermedades ha dado lugar a la aprobación de medicamentos para las convulsiones, las náuseas y los vómitos causados por la quimioterapia, y la pérdida apetito en personas con VIH/SIDA.

El uso de cannabis y cannabinoides es común para aliviar el dolor basándose en mecanismos neurobiológicos asociados de modulación del dolor, pero la evidencia sobre su eficacia en la migraña sigue siendo escasa. Actualmente, no hay datos sobre el uso de cannabis medicinal en la migraña de ensayos clínicos, la mejor forma de demostrar el efecto y los riesgos de una sustancia. Pocos estudios han encontrado una relación entre el consumo de cannabis y la frecuencia de las migrañas.

En algunos estudios se ha visto que el cannabis inhalado puede reducir la intensidad de la cefalea en casi la mitad de los pacientes, pero su efectividad parece disminuir con el tiempo, lo que sugiere que se puede desarrollar cierta tolerancia a estos. Las preparaciones orales de cannabinoides pueden tener un papel en la reducción de la intensidad del dolor en pacientes con migraña crónica y del consumo de analgésicos, pero la magnitud del efecto parece pequeña, por lo que hacen falta más estudios. Por otra parte, hay evidencia que respalda que puede ayudar en la desintoxicación de los opioides (derivados de la morfina).

Se prevé que se lleven a cabo más investigaciones para optimizar la producción de cepas con efectos predecibles que puedan servir como terapias mejoradas dirigidas a diversos síntomas y enfermedades.

¿HAY ALGUNA OTRA ALTERNATIVA QUE HAYA DEMOSTRADO BENEFICIO EN LA MIGRAÑA QUE NO SEAN MEDICAMENTOS?

Existe un gran número de alternativas no farmacológicas que pueden ofrecer grandes beneficios a las personas que sufren migraña, pudiendo potenciar sus efectos en combinación con el tratamiento medicamentoso antes descrito.

Muchas personas se preocupan por su salud y las ves diciendo la típica frase de «La salud es lo primero». Sin embargo, son pocas las que se ocupan de ella de forma activa antes de que surja un problema. Por suerte, esto está empezando a cambiar y cada vez son más las personas que se implican en ello. Para cuidar nuestra salud no se trata de esperar a enfermar para luego buscar la cura, sino tener conciencia de lo que nos hace enfermar y tomar las medidas oportunas. No es cuestión de esfuerzos titánicos, a veces es tan evidente como evitar hábitos nocivos como el tabaco y el sedentarismo. Como es lógico, eso no va a cambiar de la noche a la mañana. Piensa primero cómo debilitar un mal hábito antes de eliminarlo por completo.

Si alguien desea una buena salud, primero debe preguntarse si está listo para eliminar las razones de su enfermedad. Solo entonces puede recibir ayuda.
Hipócrates

Está claro que hay muchas cosas que salen de nuestro ámbito de control, pero sí que está en nuestras manos una gran parte de los factores que determinan el riesgo de enfermar. Está en ti decidir si eres de los que se sientan a esperar o de los que toman las riendas de su vida y su salud.

HÁBITOS NUTRICIONALES SALUDABLES

Hoy en día sigo recibiendo pacientes con migraña que restringen muchos alimentos de su dieta porque se lo ha dicho alguien o lo han leído por ahí. Como vimos al inicio, apenas el 15 % de las personas con migraña identifican de manera consistente ciertos alimentos como un desencadenante de sus crisis. Por lo tanto, evita las dietas estrictas, ni funcionan ni son saludables.

Si fueras un científico, ¿cómo comprobarías si hay algún desencadenante de migrañas? Muy sencillo: elaborando una hipótesis desde la observación y luego con experimentación. Te recomiendo que observes si algún alimento o alguna bebida se comporta como potencial desencadenante de crisis o incrementa la frecuencia de migrañas para así, una vez identificado, evitar su consumo en la medida de lo posible. A veces resulta más práctico hacer un diario de lo que lo que consumes y de tus migrañas para encontrar un patrón. Esto resulta más sencillo cuando las crisis no son muy frecuentes. Las pruebas de intolerancias alimentarias en la mayoría de los casos resultan insuficientes, no hay suficiente evidencia científica que lo respalde, y acabas restringiendo tu dieta de forma innecesaria. Ningún exceso es bueno, ni el ayuno prolongado, ni las comidas copiosas y pesadas. Es mejor seguir unas buenas rutinas y horarios de alimentación.

Los alimentos que más se relacionan con la crisis de migraña son chocolate, queso, soja, comida china, frutos secos, conservas, alcohol, cítricos, ahumados, conservantes como el glutamato y el aspartamo. Si tuviera que recomendar unas pautas nutricionales generales de qué evitar en personas con migraña, me centraría en aquellos con altos niveles de tiramina, nitritos y glutamato monosódico. Los alimentos ricos en estas sustancias son: queso curado, salchicha y otros embutidos como salami y pepperoni, carnes ahumadas, sardinas y otros pescados encurtidos o en escabeche, sopas comerciales. El glutamato sódico se suele usar en salsas de comida china, de ahí el síndrome del restaurante chino que puede generar cefalea, además de otros síntomas.

En cuanto a los líquidos, te aconsejo evitar el consumo excesivo de bebidas estimulantes, no más de tres tazas de café al día. Está totalmente desaconsejado el alcohol en todas sus formas. Lo que sí está claro es la importancia de una buena hidratación, debes beber suficiente agua al día. La propia deshidratación es una causa en sí misma de cefalea y, de hecho, es la causa más frecuente de cefalea tras una considerable ingesta de alcohol, conocida generalmente como resaca.

ACTIVIDAD FÍSICA

La falta de actividad física destruye la buena condición del hombre, mientras que el movimiento y el ejercicio físico metódico la prolongan.
Platón.

La actividad física es una cuestión de vital importancia para tu salud. Nuestro cuerpo evolucionó con el movimiento, movimiento que por el estilo de vida actual no le proporcionamos. El deporte pretende cubrir esta necesidad. El sedentarismo es una grave pandemia que sufrimos en la actualidad. Por suerte hay miles de maneras de hacer actividad física, pero probablemente lo más importante de esto es que sea algo cotidiano durante toda nuestra vida, integrado en nuestro día a día, como cualquier otro hábito saludable como ducharnos o cepillarnos los dientes. El ejercicio no busca solo quemar calorías, sino que nos permite ganar en salud.

Diversos estudios han demostrado que la actividad física previene enfermedades y ofrece diversos beneficios a los que ya sufren alguna. Si bien no pretendo saturarte hablando de evidencia científica, sé que quien entiende lo que hace y por qué, suele mantener los cambios por más tiempo.

Los primeros estudios que mostraban beneficio en la migraña se centraban en el ejercicio aeróbico. Con el tiempo se ha demostrado incluso que era mayor entrenando la fuerza y con alta intensidad. En la última década se han publicado numerosos estudios de calidad que exploran aspectos de los efectos del ejercicio en la prevención de la migraña, incluido como estrategia independiente, mostrando a veces ser tan eficaces como algunas medidas farmacológicas. Y ya que no son excluyentes, el hecho añadir ejercicio físico a la terapia preventiva puede brindar un beneficio adicional.

Un estudio reciente compara los resultados de veintiún ensayos clínicos, incluyendo 1195 personas con migraña. Analiza los distintos tipos de ejercicio físico, con placebo y con los fármacos preventivos orales más usados en migraña, como topiramato y amitriptilina. El resultado es claro: el ejercicio físico es superior al placebo y a los preventivos en reducción de migrañas. De mayor a menor eficacia estarían el entrenamiento de fuerza, seguido el ejercicio aeróbico de alta intensidad (conocido como entrenamiento interválico de alta intensidad) y, finalmente, el aeróbico de intensidad moderada como correr o montar en bicicleta.

El ejercicio encabeza las listas de modificadores de estilo de vida recomendadas que ayudan a reducir la carga de la migraña y de todo aquello que, con frecuencia, la acompaña: obesidad, depresión, fibromialgia y problemas del sueño. La liberación de endorfinas y otras sustancias aumentan el estado anímico y la autoestima a quienes la practican. Si los beneficios del ejercicio físico se pudieran encapsular en una pastilla, creo que no habría ningún médico que no la recetara a todos sus pacientes. Pero eso no es posible por ahora, así que te toca poner de tu parte.

Teniendo en cuenta que uno de los criterios para el diagnóstico de migraña es que se agrave con los esfuerzos físicos, es lógico pensar que durante la crisis de migraña no se recomienda hacer actividad. Aprovecha el tiempo libre de dolor para hacer tus ejercicios. Entiendo que esto es más difícil cuando las crisis son casi diarias. En este caso, habla con tu médico, busca la estrategia para bajar la frecuencia y, luego, ponte a ello.

El ejercicio debe estar adaptado a ti, con idea de adecuar la intensidad y prevenir lesiones. Es importante que encuentres algo que se adapte a tus condiciones, a tu horario y a tu estilo de vida. Tanto si no estás familiarizado con la actividad física como si lo estás y quieres mejorar, lo más recomendado es consultar con un profesional. Contratar un entrenador puede ser una de las mejores inversiones en tu salud. Con el tiempo verás que hacer ejercicio no tiene por qué ser costoso, ya que el mejor gimnasio es tu propio cuerpo, lo llevas contigo a todas partes. Si te planteas iniciar algún programa de entrenamiento, te propongo echarle un vistazo a los que propone Marcos Vázquez en su página *Fitness revolucionario*. Si te gusta la lectura, te recomiendo su libro *Salud Salvaje*, una buena forma de iniciarse en el mundo que promueve. Debo decir que ha logrado que muchas personas (y entre ellos el aquí presente) sigan unos buenos hábitos de salud, siempre basándose en la evolución de la humanidad, la experiencia y la evidencia científica vigente.

El ejercicio debe ser un hábito más en tu día a día, como comer. Muchas veces aconsejamos que sea algo con lo que disfrutes para asegurar que lo mantengas en el tiempo. Intenta no depender de la motivación para hacer lo correcto, ya que, ten por seguro, habrá días con menos motivación. Mejor conviértelo en un hábito más en tu rutina diaria. La motivación puede decaer con el tiempo, el hábito no, el hábito se refuerza. No pretendas hacer todo perfecto, el objetivo es progresar en la dirección que mejor se alinee con tus metas. Haz lo mejor que puedas, progresa poco a poco cada día, y los resultados aparecerán con el tiempo.

Si la falta de tiempo es uno de tus pretextos para no hacer ejercicio, debes conocer el método Tabata. Este lleva el nombre del japonés que lo describió en 1996 y se trata de entrenamientos de alta intensidad de tan solo cuatro minutos. ¿No tienes si quiera cuatro minutos?

Cuando pregunto a mis pacientes si realizan algún tipo de actividad deportiva es habitual que me contesten afirmando que caminan. Caminar es un derecho del cuerpo, conviene realizarlo a diario como respirar, pero para la mayoría de los mortales esto no es suficiente ejercicio. Lucha contra el sedentarismo y gana salud. Deseo que la información que te he proporcionado te haya permitido ser más consciente de este tema.

ANECDOTARIO

Cada día me encuentro en consulta personas jóvenes que no integran la práctica deportiva a sus rutinas aun a sabiendas de sus potenciales beneficios. Veo con frecuencia personas en la veintena o treintena que cuando les pregunto si hacen deporte me dicen cosas como: «Sí, camino hasta el supermercado debajo de casa» o «Sí, le doy un paseo al perro rodeando la manzana». Caminar es nuestra forma de desplazarnos de un sitio a otro, no un deporte, salvo que practiques la marcha deportiva. Les pregunto por qué y la respuesta más habitual suele ser: «No tengo tiempo» o «No me gusta». Sin embargo, cuando les pregunto si tienen tiempo o si disfrutan cepillándose los dientes, la respuesta suele ser «No, pero tengo que hacerlo».

Lo mismo me aplico al deporte. ¿No te gusta? Pues hazlo sin gusto, pero hazlo, como otras cosas que no te gustan y haces por tu propio bien. No hace falta ir al gimnasio y levantar cien kilos, o correr una maratón, busca algo adaptado a ti. Si no tienes tiempo, debes saber que existen entrenamientos de corta duración de entre cuatro y veinte minutos llamados Tabata o HIT (entrenamiento interválico de alta intensidad) cuyos beneficios se prolongan más allá de veinticuatro horas. Eso solo por poner algún ejemplo. Infórmate.

No es que tengamos poco tiempo, sino que desperdiciamos mucho.
Séneca

DESCANSO NOCTURNO

Las recomendaciones para un buen descanso nocturno darían como para otro libro. Vamos a comenzar explorando el concepto de higiene del sueño. Consulta el ANEXO I para descubrir estrategias que te pueden ayudar conciliar el sueño de manera más efectiva.

Pocas personas reciben una educación sobre la forma correcta de ir a dormir. Esto condiciona malos hábitos por desconocimiento, lo cual acaba repercutiendo en nuestro descanso noche tras noche, año tras año. Cambiar esto no siempre es sencillo en poco tiempo, pero sí es de gran importancia. Muchos se quejan de dormir poco o incluso de no dormir, pero más allá de eso debes fijarte en cómo repercute en tu actividad diaria o tu salud. Antes de iniciar medicación, te conviene tener unos buenos hábitos para conciliar el sueño.

Diversos estudios han demostrado que una atención psicológica de tipo cognitivo-conductual supone mayor beneficio que los fármacos en el insomnio crónico. Es cierto que suele ser más fácil recurrir a pastillas, ¿pero es el camino correcto? Puede ser esto una ayuda a corto plazo, pero no cuando se perpetúa. Conviene tener en cuenta que los fármacos que mayormente se prescriben son las benzodiacepinas. Estos medicamentos tienen varios problemas para destacar: su tolerancia, con el tiempo, te puede llevar a requerir mayor dosis al poco tiempo, puede crear una gran dependencia que dificulta su retirada y desestructura las fases del sueño. Acabamos dependiendo de esa medicación para dormir, sin terminar de resolver el síntoma y cronificando el problema.

Sabiendo esto, te planteo diversas opciones.

1. Empieza conociendo qué es la higiene de sueño y qué beneficios aporta. Infórmate sobre las pautas generales que se ofrecen para un mejor descanso nocturno.

2. Consulta con un profesional si el problema perdura y te afecta.

3. Valora opciones como la melatonina si hay un desajuste en tu ciclo de sueño/vigilia.

4. Plantéate la opción de acudir a un psicoterapeuta para iniciar terapia. A veces gestionando el estrés, la ansiedad, las preocupaciones y las emociones, puedes mejorar este problema y prevenir males mayores.

5. Considera el inicio de un tratamiento como ayuda extra solo en el caso de que los problemas para dormir estén repercutiéndote de alguna manera.

6. Ten en cuenta que, además de las benzodiacepinas, existen otros fármacos con efecto hipnótico. Diversos

medicamentos como los antihistamínicos o los antidepresivos se usan como hipnóticos sin tanto riesgo de dependencia.

7. Si vas a iniciar una medicación con efecto hipnótico, evita conducir o realizar actividades de riesgo.

8. Si tomas benzodiacepinas (fármacos cuyo principio activo acaban en -zepam o en zolam, como alprazolam, lorazepam y diazepam), considéralo como una opción a corto plazo y sigue las pautas de tu especialista. Nunca suspendas de forma brusca la medicación sin orientación profesional, existe un alto riesgo de síndrome de abstinencia con estas sustancias.

Otros problemas del sueño, como la apnea o el bruxismo, pueden generar cefalea matinal o agravar una migraña. De eso hemos hablado anteriormente.

PSICOTERAPIA. Existe una conexión directa bidireccional entre la migraña y la salud mental. La migraña se relaciona con frecuencia con la depresión, la ansiedad y los trastornos adaptativos. Un aumento en la frecuencia de la migraña también puede condicionar una gran discapacidad, impotencia y frustración.

La psicología puede ofrecer diversas herramientas para aprender a gestionar emociones, pensamientos y conductas. Aprender a gestionar el estrés puede suponer un gran cambio. Recomiendo a todas las personas con alguna dolencia que consulten con un profesional de la psicología. Entre otros beneficios, la psicoterapia puede enseñarte técnicas de afrontamiento para vivir con el dolor, el estrés, el miedo y la incertidumbre.

Conviene no confundir esto con un *coach*, ya el *coaching* es un conjunto de técnicas que ayudan a una persona a desarrollarse y crecer en algún ámbito de la vida. Mientras desde la psicología se puede ofrecer servicios de *coaching*, un *coach* sin formación en psicología no debería hacer psicoterapia; la formación y los objetivos no son los mismos.

TERAPIA DE BIOFEEBACK. Mediante técnicas electrofisiológicas, como la electromiografía que registra la actividad muscular, la electroencefalografía que registra la actividad eléctrica de la corteza cerebral, un medidor de frecuencia cardiaca y de temperatura corporal, se logra hacer una gestión consciente del estrés y de la ansiedad asociada al dolor. Este tipo de terapia ha demostrado beneficio en migraña y cefalea tensional. Ha sido aprobada como tratamiento para la migraña por la Academia Americana de Neurología. En España, hasta donde yo sé, esta terapia solo se ofrece en centros privados. Según datos actuales, hasta la mitad de los pacientes que lo reciben logran una mejoría de un 50-80 % y reducen el consumo de analgésicos.

FISIOTERAPIA, QUIROPRAXIA, OSTEOPATÍA, MASAJE TERAPÉUTICO Y OTRAS TERAPIAS FÍSICAS. La fisioterapia, también conocida como terapia física, es una disciplina dentro de las ciencias de la salud que ofrece tratamiento a múltiples dolencias. Esto se realiza mediante terapias manuales, ejercicios y agentes físicos (ultrasonidos, calor, frío, electricidad, etc.). Se trata de una especialidad muy compleja como para resumirla en un solo párrafo.

Centrándonos en la migraña, sabemos que existen diversas alteraciones articulares, tendinosas y musculares implicadas en su manifestación, como la alteración en la función de la articulación mandibular, el bruxismo, las contracturas musculares y el síndrome miofascial entre otras. La fisioterapia es, con diferencia, la terapia más efectiva para estos males.

Según algunos estudios, estas terapias podrían ser al menos tan eficaces como algunos medicamentos preventivos. Los masajes logran una reducción del dolor, ayudan a relajar la musculatura, reducen la tensión de las fascias (las membranas que recubren los músculos), mejoran la circulación vascular y linfática y aumentan la liberación de endorfinas.

La osteopatía busca una liberación miofascial y recolocación articular, con mayor beneficio en la cefalea tensional que en la migraña. La manipulación quiropráctica de las vértebras puede ser eficaz en la cefalea de origen cervical y la tensional.

Consejo: dado el alto riesgo de intrusismo, ponte solo en manos de profesionales titulados.

ACUPUNTURA. Es una técnica oriental que busca equilibrar la energía del cuerpo y aliviar los dolores. La respuesta a este tratamiento es muy variable según cada paciente. Mediante la inserción de agujas finas en puntos concretos del cuerpo ofrece alivio. Estos puntos llamados meridianos no han sido respaldados por la medicina occidental.

Las conclusiones de diversos estudios realizados no son consistentes sobre la eficacia de la acupuntura. Una revisión Cochrane, que realiza estudios rigurosos y muy fiables, sugiere que la acupuntura podría ser eficaz para determinados dolores y náuseas. Algunos resultados sugieren que los beneficios provienen del efecto placebo. Además, no se producen a largo plazo: que el efecto placebo puede lograr un beneficio de hasta el 50 % en las cefaleas, pero de forma transitoria.

Esta técnica se considera segura cuando es realizada por un profesional capacitado y con experiencia, con bajo índice de efectos adversos. Algunos centros médicos especializados en el tratamiento del dolor tienen esta terapia en su cartera de servicios, en particular para el dolor lumbar crónico. Dos revisiones Cochrane recientes formulan la hipótesis de que la acupuntura podría ser útil para la cefalea tensional y la migraña episódica, y concluyen que el efecto de la acupuntura «verdadera» es ligeramente superior que la «simulada» (para eliminar el potencial beneficio del efecto placebo). Basándonos en lo anterior, hoy en día podría considerarse la acupuntura como una alternativa en pacientes con migrañas que no hayan respondido a otros tratamientos con evidencia más sólida.

YOGA. El yoga es una práctica proveniente de la India y ha demostrado grandes beneficios en pacientes que sufren migraña, aún más en combinación con terapia farmacológica preventiva. Un metaanálisis que reúne varios estudios afirma que la práctica habitual de yoga puede ayudar a reducir la frecuencia de cefaleas en pacientes con migraña.

AROMATERAPIA CON ACEITES ESENCIALES. Los aceites esenciales son líquidos altamente concentrados hechos de hojas, tallos, flores, corteza, raíces y otros elementos de una planta. La aromaterapia con aceites esenciales puede ofrecer diversos beneficios para la salud, como reducir el estrés y mejorar la circulación mediante el estímulo sensorial. Cada aceite puede ofrecer distintos beneficios. Algunos pueden ayudar a reducir ciertos dolores como la migraña. Una ventaja de estos es su buena tolerancia.

Cuidado: se deben usar diluidos en un aceite base como el de coco antes de aplicar en la piel. Nunca deben aplicarse directamente a la piel ni ingerirse.

- Aceite de menta. Es uno de los más comúnmente usados para tratar los dolores de cabeza y ataques de migraña. La eficacia para aliviar el dolor de origen tensional está probada por varios estudios científicos. Un ensayo realizado en la Clínica Neurológica de Kiel, en Alemania, confirma que un preparado a base de aceite esencial de menta piperita, aplicado en la frente y las sienes, produce un efecto analgésico rápido y comparable a la aspirina o el paracetamol. Los autores lo consideran el tratamiento de elección a partir de los seis años. Este contiene mentol, lo que puede ayudar a relajar los músculos y aliviar el dolor. Recuerda diluir la menta con otro aceite base, y luego prueba a aplicarlo en las sienes.
- Aceite de romero. Este aceite esencial puede ayudar a reducir el insomnio y relajar los músculos, lo que a su vez puede atenuar algunos dolores de cabeza.
- Aceite de lavanda. Puede aliviar el dolor migrañoso, según un estudio realizado en la Universidad Mashhad, en Irán. Otro estudio realizado en 2013 comenta que las personas que lo probaron notaron una disminución significativa del dolor de cabeza a los quince minutos de inhalarlo. Puedes aplicarlo diluido sobre la piel o mediante un difusor de aceite.
- Aceite de eucalipto. Un estudio de 2015 también determinó que una combinación del aceite de menta, aceite de eucalipto y etanol proporcionó efectos relajantes para los músculos y la mente, lo cual podría ayudar a aliviar los dolores de cabeza.

- Es importante que recuerdes que la Administración de Alimentos y Medicamentos de Estados Unidos (FDA, por sus siglas en inglés) no controla la pureza, calidad o seguridad de los aceites esenciales. Al comprarlos, asegúrate de hacerlo en una empresa de confianza.

MEDITACIÓN Y *MINDFULNESS*. Dentro de la meditación existen numerosas técnicas diversas. Una de las más avaladas por la ciencia se conoce como *mindfulness* o atención plena. Dado lo extenso que puede ser esto, lo abordamos en la siguiente pregunta.

¿EL *MINDFULNESS* AYUDA?

Te conviertes en eso a lo que prestas atención.
Epicteto (filósofo griego)

El *mindfulness* se conoce también como «atención plena», «observación clara» o «conciencia completa». Se desarrolla en la época moderna como una práctica para la «reducción del estrés basada en la atención plena». Aunque se encuentran muchos paralelismos con terapias milenarias como la práctica *zen* del budismo o el «*prosoche*» de los filósofos griegos, no persigue una fe o una filosofía. *Mindfulness* describe una capacidad innata pero poco explorada hoy en día: ser consciente en el aquí y el ahora.

No es solo meditar, tampoco es dejar la mente en blanco, no es suprimir emociones ni escapar del dolor. Es la autoconsciencia del momento presente, del Yo como ser y del entorno. Podríamos definirlo como el arte de ser consciente de las sensaciones de nuestro cuerpo y del entorno que, normalmente, pasan desapercibidas para nosotros, aunque no seamos del todo conscientes de ello. La atención al presente es un enfoque intencionado de la atención. Nos permite observar, sin juicio ni valoraciones, nuestras sensaciones corporales, emociones, pensamientos y fenómenos externos.

Te conviertes en eso a lo que prestas atención.
Epicteto, filósofo griego

La gran mayoría de nosotros vivimos en una sociedad en la que lo más habitual es hacer muchas tareas de forma simultánea, reviviendo el pasado y con temor al futuro. El *mindfulness* busca ayudarnos a centrarnos en el presente, cambiando del modo «hacer» al modo «ser». Debemos entender una cuestión importante: lo que nos provoca malestar o ansiedad no son los eventos en sí mismos, sino cómo vinculamos nuestras emociones a estos. Gran parte de nuestra infelicidad deriva de nuestro deseo de ser feliz a expensas de los demás, sin saber que al final eso nos puede producir dolor. Por desgracia, muchas personas no disponen de estrategias de afrontamiento del estrés adecuadas y efectivas.

El *mindfulness* es una práctica que ofrece múltiples beneficios para el estilo de vida actual, en el que se vive con prisa, lleno de tareas pendientes y preocupaciones. Cualquier persona es capaz de acceder a todas sus ventajas. Esta práctica permite aprender a gestionar las emociones y las pasiones, ayuda a manejar el estrés y la ansiedad, aumenta el autocontrol, reduce la impulsividad, mejora la capacidad de concentración y de memoria, aumenta la tolerancia al dolor, favorece la creatividad y el autoconocimiento. Vivir atentos al presente, de forma intencionada, es como tomar una «píldora diaria de salud» para nuestro cuerpo, nuestro pensamiento, nuestra emoción y nuestras relaciones.

Es una de las estrategias que ha mostrado mayor eficacia a la hora de paliar y prevenir los efectos del estrés prolongado. Es una habilidad que se puede desarrollar con el entrenamiento adecuado y mantenido en el tiempo. Con esto la persona puede descubrir, a través del desarrollo de la atención plena, el instante presente, desarrollar ciertas actitudes positivas en relación con nuestro estado mental y emociones y manejarlo desde la libertad, el conocimiento en uno mismo y la aceptación.

La ciencia ha podido demostrar los diversos beneficios que se obtiene al practicar el *mindfulness* en la salud y en la enfermedad, como binomio natural de la vida. Está demostrado que el cerebro tiene la capacidad de transformarse, así como crear nuevas neuronas y conexiones, habilidades conocidas como neuroplasticidad y neurogénesis. La práctica de *mindfulness* lo facilita y potencia, según recientes estudios.

Se ha observado su utilidad en diversos ámbitos, tanto personales como laborales, en diferentes sectores profesionales (sanitarios, educativos, empresarios, deportivos, artísticos). Un amplio número de estudios realizados ha evidenciado la utilidad de este tipo de terapias en pacientes con trastornos neurológicos (como cefalea, demencia, parkinsonismo, ictus, trastornos del sueño). Esto también se ha comprobado en otras patologías como la hipertensión, enfermedad cardiovascular, dolor crónico, ansiedad, depresión y el síndrome del burnout, entre otras.

Se puede practicar solo o en grupo, con un vídeo de internet, una aplicación o una clase presencial. Lo importante es convertirlo en un hábito, realizarlo con frecuencia para llegar a obtener beneficio. Al menos al inicio, es fundamental hacerlo en un lugar tranquilo, cómodo y con pocas distracciones, intentando que sea en el mismo sitio y en el mismo momento del día. Se puede iniciar con prácticas de corta duración durante unos cinco, diez minutos y, con el tiempo, se pueden ir adecuando las sesiones. La postura del cuerpo requiere estabilidad y cierta comodidad, que no sea desagradable o dolorosa. Ten en cuenta que tumbado es fácil quedarse dormido, por lo que no se recomienda, así que, salvo en alguna sesión concreta, es mejor sentado. Al principio es fácil y normal distraerse. No pasa nada, obsérvalo y continúa con aceptación. Esto ayuda a ser conscientes de cómo se suelen dispersar nuestros pensamientos.

La mente se tiñe los colores en nuestros pensamientos.
Marco Aurelio

La práctica de *mindfulness* te puede ayudar a prestar atención al momento presente, a tu cuerpo, a tu respiración, a tus pensamientos, a tus emociones, a tu entorno. Si tu atención se centra en un solo aspecto como el dolor, te conviertes en el dolor, tu vida gira alrededor de esto. Puedes explorarlo, depende de la atención que le prestas, y luego puedes gestionarlo. Tú no eres tu dolor, tu cefalea no te identifica, está ahí y te acompaña, pero no te define. Puedes elegir usar esta herramienta en tu propio beneficio y luego, tal vez, compartirla con otras personas.

Entre las sesiones más habituales practicadas en el *mindfulness* están las siguientes: respiración profunda, atención plena a la respiración, conteo de respiraciones, consciencia abierta, autoinvestigación del yo, autocompasión, compasión y bondad amorosa, alegría empática, la gratitud, los cinco elementos, atención plena a los sonidos y el escaneo corporal. Echa un vistazo a las diversas herramientas que te ofrezco al final de este manuscrito, entre las que destaco algunos libros y aplicaciones para el móvil.

¿Y EL PIERCING EN LA OREJA?

El *daith piercing* se trata de una perforación a nivel del reborde cartilaginoso que sobresale en el interior de la oreja. Hasta el momento no hay evidencia científica que demuestre su efecto en la migraña. Lo único publicado en PubMed (que es algo así como «San Google» para los médicos) es un solo artículo que narra la historia de un único paciente con migraña que mejoró tras el *daith piercing*.

Un solo caso en un artículo no es suficiente para indicar una recomendación para hacerlo ni para no hacerlo; sino aún estaríamos en la práctica de la trepanación (orificio en el cráneo) para tratar la migraña. El mismo artículo afirma «Actualmente, el *daith piercing* no se puede recomendar como tratamiento para la migraña debido a la falta de evidencia científica, la tasa de fracaso no cuantificada y los riesgos asociados con la perforación».

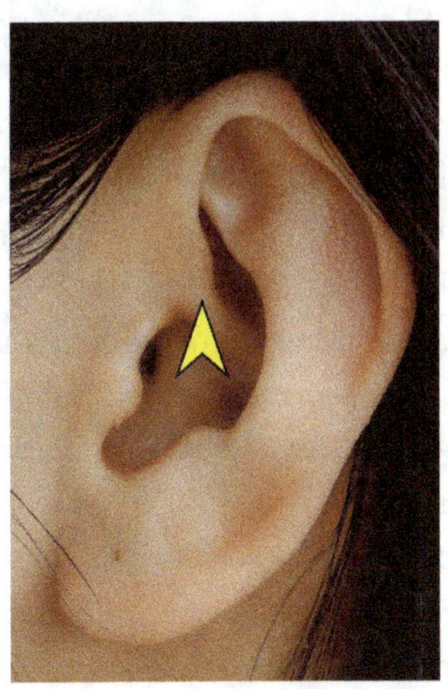

El *daith piercing* se basa en aplicar estímulo doloroso en un punto específico. Para algunos este punto específico viene de la acupuntura en la oreja, conocida como auriculoterapia. En la imagen, una orientación aproximada de dónde se coloca.

Sin embargo, según reviso mapas de auriculoterapia, este punto se corresponde con otra parte del cuerpo y no con la cabeza. No se trata de acupuntura, sino que más bien provoca la destrucción del punto a estimular. De acuerdo con el testimonio de algunos de mis pacientes que lo han probado, pocos han notado alivio y solo ha sido de forma transitoria (menos de un mes), quitando contadas excepciones.

En conclusión, el *daith piercing* es una técnica invasiva, no exenta de riesgos como dolor e infección, que no ha demostrado mejoría en la migraña de forma consistente.

ANECDOTARIO

A modo anecdótico recuerdo haber visto, en una primera visita, a una paciente que decía haber probado de todo para la migraña, pero nada le había ayudado. Al fijarme me percaté de que tenía ambas orejas repletas de *piercings*. Me atreví a preguntarle si lo había hecho por la migraña o por otro motivo. Efectivamente, me comentó que una amiga suya se lo había hecho hacía poco tiempo y le había ido bien para la migraña, así que, por desesperación, había recurrido a ello. Sin embargo, resultó que ninguno de los *piercings* estaban en la localización que antes describíamos, esto ella no lo sabía. Por suerte la terapia que se le ofreció le fue mucho más efectiva, pero aún me acuerdo de ese día.

SEXTA PARTE
POBLACIÓN ESPECÍFICA

¿POR QUÉ LA MIGRAÑA ES MÁS FRECUENTE EN LAS MUJERES? ¿POR QUÉ AFECTA MÁS DURANTE LA MENSTRUACIÓN? ¿QUÉ PUEDO HACER SI TENGO UNA CRISIS CON LA MENSTRUACIÓN?

La migraña es más frecuente entre las mujeres, especialmente desde la primera menstruación hasta la menopausia. Se conoce que tres de cada cuatro personas que la padecen son mujeres. Y es que hay un claro vínculo entre la migraña y los estrógenos, las hormonas femeninas por excelencia. Para ser más preciso, más que haber una relación con los estrógenos en sí mismos, la hay con los cambios rápidos que se producen en sus niveles. En situaciones en las que se mantienen más estables, como en las primeras fases del ciclo menstrual, durante el embarazo o tras la menopausia, la frecuencia de crisis de migraña es menor. En las últimas fases del ciclo menstrual o tras el parto, las marcadas variaciones en los niveles de esta hormona suelen desencadenar una crisis. Los mismos estrógenos que reducen el riesgo de enfermedad vascular en la mujer, aumentan la probabilidad de sufrir migraña.

Cerca del 50 % de las mujeres con migraña relacionan sus crisis con la menstruación en los días antes, durante o después. La migraña menstrual pura sucede solo en el periodo, mientras que la relacionada con la menstruación manifiesta crisis también fuera de este. Algo menos habitual es que se relacionen con el momento de la ovulación.

Con frecuencia estas crisis son incluso más intensas, de mayor duración y responden peor a los analgésicos. Si te identificas con todo esto, habla con tu especialista para valorar el uso de algún medicamento que te permita prevenir una crisis y reducir su impacto.

¿PUEDO TOMAR ANTICONCEPTIVOS O DEBO SUSPENDERLOS?

Cuando existe correlación entre la toma de anticonceptivos hormonales y un empeoramiento de la migraña, lo cual es habitual, conviene individualizar cada situación. Hay que considerar cuál es el motivo para indicar los anticonceptivos, valorar si existe alguna alternativa más adecuada y, en el caso de iniciarlos, buscar alguno con menores dosis de estrógenos.

Entre los anticonceptivos no hormonales, destaco los métodos barrera como los preservativos y el DIU (Dispositivo Intrauterino). Existen dos tipos de DIU: con y sin levonorgestrel, un derivado sintético con efecto similar a la progesterona. En caso de usar anticonceptivos hormonales, se puede considerar usar aquellos solo con progestágenos o, si te aconsejan una combinación de estrógenos y progestágenos, se pueden valorar aquellos con menor carga de estrógenos. Como es lógico, la decisión debe ser consensuada entre el paciente y el especialista en ginecología.

Ten en cuenta de que los anticonceptivos pueden interferir con otros tratamientos. Si los tomas al mismo tiempo que tomas el topiramato como preventivo para la migraña a dosis superiores a 200 mg al día, es posible que se reduzca la función de los primeros, haciendo que sean menos efectivos, con un aumento del riesgo de embarazo no deseado. En caso de mantener relaciones sexuales, valora usar algún anticonceptivo de barrera como los preservativos o el diafragma.

Por otro lado, si fumas y tienes migraña con aura, evita el consumo de anticonceptivos porque esto puede aumentar el riesgo de sufrir un infarto cerebral.

¿MEJORA TRAS LA MENOPAUSIA?

Cuando finaliza la etapa reproductiva de la mujer, llega el climaterio y, con el cese permanente de la menstruación, la menopausia. Con la pérdida en la función de los ovarios y la disminución en los niveles de estrógenos, la migraña cambia. Puede modificar la frecuencia, la intensidad o hasta la forma de manifestarse. Es un periodo de gran incertidumbre. Dos de cada tres mujeres pueden notar una mejoría, una de cada tres se mantiene igual o incluso empeora. En particular, suelen referir una mejoría aquellas que en el pasado sufrían crisis relacionadas con la menstruación, ya que dejan de experimentar grandes variaciones hormonales. Sin embargo, no hay manera de predecir cómo va a evolucionar el patrón de la migraña tras la menopausia.

Ten en cuenta que la terapia hormonal sustitutiva, ofrecida en ocasiones al inicio de la menopausia para reducir los síntomas asociados a esta, puede tener repercusiones en la migraña. Con esto, algunas notan mejoría de sus migrañas mientras otras ven cómo empeoran en frecuencia e intensidad. Valora los pros y contras; y, en caso de notar que tus migrañas se agravan, busca consejo profesional.

¿QUÉ PUEDO TOMAR SI ESTOY EMBARAZADA?

Según algunos estudios, hasta una de cada cinco mujeres evitan o posponen el embarazo por la migraña, a veces por falta de información o por temor a las restricciones que implican los tratamientos.

Si es posible, ante todo, se recomienda planificar bien el embarazo con tiempo suficiente, valorando la retirada de los medicamentos que pudieran resultar perjudiciales y tomando las medidas más adecuadas: correcto descanso nocturno, relajación, gestión del estrés, evitar ayuno muy prolongado y otros posibles desencadenantes.

Durante el embarazo existe un mayor equilibrio hormonal, lo que conlleva un menor número de crisis en hasta el 70 % de las pacientes, especialmente durante el segundo y el tercer trimestre. Como es lógico, quienes sufren migraña con la menstruación es muy probable que mejoren durante una gestación. La migraña prácticamente desaparece durante la gestación en el 30 % de las pacientes embarazadas. Sin embargo, un 6-10 % puede notar empeoramiento en la frecuencia e intensidad de sus cefaleas.

Debes saber que la migraña no tiene ningún efecto en la evolución del embarazo, en el feto ni el parto. No supone riesgo de retraso del crecimiento del feto ni bajo peso al nacer.

Si se producen crisis durante el embarazo, se deben abordar bien los aspectos no farmacológicos de la migraña antes de iniciar un tratamiento, usando preferentemente como preventivos suplementos más naturales, como la riboflavina (vitamina B2), la melatonina o el magnesio.

Merece la pena saber qué se puede tomar si notas cefalea o náuseas durante la gestación. Como es lógico, no es ético realizar estudios de fármacos en pacientes embarazadas. Por mínimo que pueda ser el riesgo, no sería correcto hacerlo. Por ese motivo, falta información sobre lo que puede ocurrir al tomar ciertos medicamentos durante el embarazo.

Entre los analgésicos:

- El paracetamol puede usarse con seguridad.
- Los antiinflamatorios como naproxeno, ibuprofeno y ácido acetilsalicílico pueden tomarse durante el segundo trimestre de embarazo, deben evitarse en el primero y el tercero, por lo que nos limita bastante.
- Entre los triptanes, el sumatriptan es el único que se puede tomar de forma muy puntual para crisis intensas en el embarazo. Dispone estudios en mujeres gestantes, sin que se haya visto un claro riesgo para el feto. Igualmente, se aconseja usar con precaución.
- En caso de náuseas-vómitos, se puede tomar metoclopramida (Primperan®), pues la domperidona (Motilium®) tiene riesgos para el feto.

Entre los medicamentos preventivos:

- El magnesio y la melatonina se pueden usar con seguridad, pero no hay gran evidencia de beneficio.
- La amitriptilina se puede usar a dosis bajas solo durante el segundo trimestre.
- Entre los betabloqueantes se puede tomar propranolol (Sumial®) o metoprolol (Beloken®) a dosis bajas

siempre y cuando se suspenda un mes antes de la fecha prevista de parto.

- La lamotrigina a dosis bajas sería la mejor alternativa si se sufre auras con frecuencia.

Los bloqueos anestésicos con lidocaína de los nervios occipitales en la parte trasera de la cabeza pueden usarse con seguridad durante la gestación. Su efecto es transitorio y variable, y se puede repetir las veces que sea necesario. Requiere de un profesional con formación y experiencia, aunque la técnica es sencilla. De eso hablamos en otro apartado.

¿Y SI ESTOY EN PERIODO DE LACTANCIA?

Después del parto, lo más habitual es que las mujeres regresen al mismo patrón de migrañas que tenían antes del embarazo. Al disminuir los niveles de estrógenos en sangre, es normal que reaparezcan las crisis de migraña. Por otra parte, se ha considerado que la lactancia materna natural tiene un efecto protector en las migrañas. Pero en el caso de sufrir cefalea, conviene considerar estos medicamentos:

- Entre los analgésicos se pueden tomar paracetamol e ibuprofeno. Si hay una crisis de migraña intensa, sumatriptan o eletriptan de forma puntual. En caso de tomar alguno de estos, se debe esperar al menos doce horas desde la toma hasta la siguiente vez que se vaya a dar el pecho y desechar la leche producida en ese periodo. Previendo esto, se puede valorar la posibilidad de guardar leche materna antes de tomar el fármaco.
- Para las náuseas y vómitos, se puede usar la domperidona (Motilium®). La metoclopramida (Primperan®)

supone riesgos para el bebé si está con lactancia materna.

- Los tratamientos preventivos deben evitarse, aunque se puede valorar usar magnesio, propranolol, metoprolol o amitriptilina a dosis bajas. La toxina botulínica también se considera segura durante el periodo de lactancia.

Para más información puede consultar en la página web e-lactancia.org.

¿CÓMO SE MANIFIESTA EN NIÑOS Y ADOLESCENTES?

Algunos menores, especialmente con antecedentes familiares de migraña, además de cefalea, pueden manifestar síntomas conocidos como «equivalentes migrañosos». Entre estos distinguimos:

- los vómitos cíclicos de la infancia,
- la migraña abdominal (con dolor localizado en el abdomen),
- el vértigo benigno paroxístico de la infancia.

El diagnóstico en estas situaciones suele ser algo más difícil porque obliga a excluir antes otras tantas posibles causas que justifiquen esos síntomas. Suelen responder bien a los tratamientos recomendados para la migraña. Con el tiempo pueden llegar a desarrollar en la edad adulta una migraña. La otra particularidad en menores de edad es que las crisis de dolor suelen durar menos tiempo que en los adultos.

En la infancia aparece en un 5-10 % de los niños/as, con predominio en varones y a una edad de inicio más habitual entre los seis y diez años. El diagnóstico en los menores de dos años suele ser más difícil, se les ve más retraídos, somnolientos, cansados y pálidos, pierden el interés por lo que sucede alrededor y rechazan los alimentos. Tiene características y desencadenantes similares que en los adultos con algunos datos diferenciales. Las crisis suelen tener un predominio horario en la tarde tras volver del colegio; suele mejorar mucho con el sueño, así que, si se tiene ocasión de dormir, esta puede ser una buena opción. Las recomendaciones no farmacológicas en menores suelen tener una mejor respuesta que en adultos. Es poco habitual que sea justificada la toma de un tratamiento preventivo y, cuando esto ocurre, se debe tener un seguimiento médico cercano.

El vómito cíclico son episodios de náuseas y vómitos de forma intensa y estereotipada, asociando palidez de la piel y aturdimiento, que duran desde una hora hasta cinco días y reaparecen entre diez y quince veces al año. Se inicia con más frecuencia sobre los cinco años. Como desencadenantes se identifican estrés, infecciones, atracones y esfuerzos. Aparece en el 2 % de los escolares.

La migraña abdominal hace referencia a episodios de dolor intenso abdominal mal localizado de forma repetida y estereotipada, que asocia falta de apetito, náuseas-vómitos y palidez, que duran entre una hora y tres días. Más habitual entre los cinco y nueve años. Obliga a descartar otras causas y también responde bien a medicamentos para la migraña como el propranolol.

El vértigo paroxístico benigno de la infancia aparece de forma repentina y es de muy corta duración (un minuto aproximado). Los vértigos se manifiestan con inestabilidad, desequilibrio, tendencia a agarrarse de lo que haya cerca. Se pueden apreciar movimientos rápidos de los ojos, conocidos como nistagmos, palidez, náuseas y vómitos, a veces con cefalea. Se inicia habitualmente a edades entre uno y tres años, y desaparece entre los cinco y siete. Esta entidad obliga a descartar problemas en el órgano del equilibrio, el vestíbulo.

¿QUÉ PUEDEN TOMAR LOS MENORES DE EDAD?

En caso de migrañas, algunos los niños pueden notar que se resuelven tras pequeñas siestas. Si con esto no es suficiente, se puede tomar paracetamol o antiinflamatorios tipo ibuprofeno o naproxeno a la dosis que le corresponda, según indique su pediatra. Si tienen más de doce años, ácido acetilsalicílico; antes de esa edad puede resultar muy arriesgado. Para crisis de migraña intensa, es necesario valorar algún triptan como almotriptan, sumatriptan, rizatriptan o zolmitriptan. Según la ficha técnica de estos fármacos, solo se podrían usar las fórmulas nasales en mayores de 12. Sin embargo, ya se considera seguro usar triptanes por vía oral a partir de los 6 años de edad.

En caso de precisar algún fármaco preventivo, se puede empezar por aquellos medicamentos mejor tolerados como magnesio, melatonina y riboflavina. Si las crisis son frecuentes, muy intensas o no responden a los analgésicos, valorar entonces flunarizina, propranolol, topiramato o amitriptilina a dosis bajas. Falta aún información de la seguridad de los fármacos monoclonales, gepantes y ditanes en menores de edad.

¿QUÉ OCURRE EN LA TERCERA EDAD?

La migraña es de las pocas enfermedades que mejora al llegar a la tercera edad. Se estima que la sufren solo un 3-6 % de las personas mayores (más de sesenta y cinco años). La causa más frecuente de dolor de cabeza a estas edades es la cefalea tensional, lo que no quita que pueda coexistir en una misma persona con jaqueca.

Por otra parte, la migraña puede cambiar sus características. Esto puede dificultar algo el diagnóstico. La pulsatilidad del dolor, la sensibilidad a la luz y a los sonidos, así como la intensidad del dolor, pueden reducirse en edades avanzadas. El dolor puede pasar de ser solo en un lado de la cabeza a aparecer en ambos a la vez. Si has tenido auras de migraña antes de los sesenta y cinco, después también pueden seguir apareciendo.

Con respecto al tratamiento, después de tantos años con migraña seguro que conoces lo que mejor te funciona, pero es cierto que nos podemos ver más limitados a la hora de indicar un tratamiento, por los posibles efectos secundarios de estos, las interacciones con otros medicamentos que podamos estar tomando, o la aparición de nuevas enfermedades con la edad que pudiera contraindicar tomarlos. Con los años, aumenta el riesgo de enfermedades vasculares como infartos o ictus, lo cual puede limitar el uso de triptanes como analgésicos. Conviene tener cuidado con la toma de fármacos antidepresivos como la amitriptilina o algunos antiepilépticos como el topiramato, porque puede mermar las funciones cognitivas como la atención y la memoria. La toxina botulínica se considera segura a estas edades. Falta experiencia aun con los monoclonales, aunque todo parece orienta que no supone ningún problema.

SÉPTIMA PARTE
EL MOMENTO DE LA CONSULTA

¿CÓMO ME PREPARO PARA IR A LA CONSULTA MÉDICA?

La visita médica es un momento importante. En esa ocasión tendrás la oportunidad para contar cómo te encuentras, hablar sobre tu diagnóstico, resolver tus dudas, establecer un plan de tratamiento y gestionar expectativas realistas. Lo cierto es que el tiempo en consulta es limitado y muchas veces menos de lo que uno desearía, por lo que es habitual que se te puedan olvidar algunas cuestiones. Para evitar eso, te puede ser de gran ayuda anotar las dudas en una lista. Igual que te preparas bien antes de una entrevista de trabajo porque tu futuro depende de ello, es importante que te prepares bien y con antelación para la visita médica. Te recomiendo acudir a la consulta con alguien de confianza, alguien que te pueda ofrecer su punto de vista, ayudarte a resolver tus miedos y dudas, y afianzar las propuestas médicas.

Según el *Atlas de la migraña,* la mitad de los pacientes abandonan el seguimiento. ¿Te sorprende este hecho? Esto supone un elevado riesgo de cronificar la migraña. Es más, la mayoría de las personas que consultan no inician el tratamiento indicado o lo dejan al poco tiempo empezar, sin darle oportunidad a que haga efecto. La falta de cumplimiento y de adherencia a las pautas propuestas se puede deber a multitud de razones: a la desconfianza en la medicina, en el profesional, en el diagnóstico o en el tratamiento. Con adherencia nos referimos a la implicación del paciente para seguir las pautas recomendadas por el profesional. Sin adherencia, no hay tratamiento que valga.

Menos de la mitad de los pacientes que compran la medicación en farmacia luego mantienen una buena adherencia. Curiosamente, en los estudios de investigación, suele haber una adherencia cercana al 100 % debido a la implicación por parte de investigadores y pacientes; en una consulta específica de cefaleas, esto baja cercano al 60 %, y no digamos ya en una consulta de atención primaria donde llega al 18 %. Esto se suele ver cuando no se cumplen unas expectativas dadas que distan de la realidad por falta de información. Una profecía autocumplida: al no creer en el fármaco en cuestión, no resulta eficaz; esto es conocido también como efecto nocebo (lo contrario al placebo).

Si no quieres caer en esto, toma un papel más activo en la toma de decisiones, involúcrate en el proceso y haz las preguntas que necesites para obtener la información necesaria. Pregunta para qué te indican medicación, si lo puedes tomar con los otros que tiene, con qué frecuencia puedes tomarlos y cuánto puede tardar en hacer efecto. La corresponsabilidad del manejo de la migraña por parte del paciente y del especialista es muy importante.

En la consulta médica es trascendental que conozcas bien con qué frecuencia sufres los episodios de migraña y registrarlo. La mejor manera es apuntarlo en un diario y llevarlo el día de la visita. Te propongo desde ya empezar a hacer un calendario de migraña. Puede ser uno mensual o anual. En la web icalendario.net puedes descargar varios de forma gratuita. Prueba con uno mensual al inicio, algo más detallado y, con el tiempo y por comodidad, cambia a uno anual. Personalmente, prefiero el anual porque de un solo vistazo se puede saber cómo te encuentras y cómo respondes a los tratamientos. Puedes detallar los días que aparece la migraña o la cefalea tensional, qué intensidad tiene, cuánto te dura, qué analgésico tomaste, cuáles son los posibles desencadenantes de esa crisis para así identificarlos mejor. Puedes incluso anotar las visitas a urgencias y los días que por este motivo no pudiste acudir al trabajo. Por mi experiencia, es habitual que con las prisas al final el calendario se quede en casa cuando toca ir a consulta. Una buena opción sería sacarle foto con el móvil para mostrársela al profesional o bien anotarlo en el mismo móvil, ya que apenas hoy en día casi nadie sale de casa sin el suyo. Existen aplicaciones que facilitan esa tarea como, por ejemplo, Migraine Buddy o Registro de migraña, ambas disponibles en versión gratuita en castellano.

El registro de los días de cefaleas es muy importante de cara a optimizar un tratamiento. Esto permite decidir si iniciar o modificar la dosis de un fármaco preventivo, saber si uno que se está tomando está siendo efectivo o no y, en definitiva, ofrecer un plan adecuado. Sin información objetiva y realista, es poco probable que se tomen las mejores decisiones, sería casi como acertar una flecha en una diana con los ojos cerrados. La analogía que suelo usar es que, si quieres gestionar mejor tus finanzas para ahorrar dinero, lo primero que debes hacer es un registro de lo que ganas y de lo que gastas. Pues lo mismo tenemos que hacer con la migraña.

> *No lo olvides: registra tu migraña en un calendario y prepárate bien para ir a la visita médica.*

¿CUÁNDO DEBERÍA CONSULTAR A MI MÉDICO DE CABECERA POR MIGRAÑA?

- Cuando aparezcan los primeros episodios de cefalea, migraña y/o aura.
- Cuando la cefalea no se alivie con analgésicos prescritos.
- Cuando la cefalea sea claramente diferente a la habitual.
- Cuando la cefalea se haga más frecuente, más intensa y/o más duradera.
- Cuando manifiestes síntomas extraños para una migraña.

No hace falta que vayas al especialista en medicina familiar si tus cefaleas son las habituales (las «de siempre»), se resuelven en poco tiempo con los analgésicos o con reposo, y aparecen de manera infrecuente (menos de cuatro días al mes).

Entre todas las enfermedades neurológicas, la migraña constituye con diferencia el principal motivo de consulta en atención primaria. No obstante, recuerda que el especialista que trabaja allí tiene un tiempo muy limitado y valioso. Su profesión requiere conocimiento extenso y atiende múltiples problemas. Por ese motivo te propongo que prepares la visita y le facilites el trabajo de la siguiente manera:

- Acude a tu hora para que no afecte a otros usuarios, si puedes llegar con antelación incluso mejor.

- Aporta toda la información que pueda requerir, lleva los informes y los resultados de las pruebas que tengas.

- No le consultes por varios problemas diferentes en la misma visita. Como decía, el tiempo es limitado. Es mejor poco y bien, que mucho y con prisas.

- Lleva un calendario como hemos mencionado.

- Especifica los nombres de los medicamentos que has probado hasta el momento y cómo has respondido a ellos. Precisa si con algún tratamiento te fue mal o no lo llegaste a tolerar. Ten en cuenta que, en la consulta médica, bajo presión, puede ser difícil acordarte de los nombres de los medicamentos, por eso llévalos anotados.

¿Sabías que ...?

En el momento actual, hay más de dieciocho mil fármacos autorizados en España, con más de treinta mil presentaciones distintas. Con esto entenderás que acertar cuál fue el que tomaste solo por la descripción de su caja o por el color del comprimido será más un proceso de adivinación o de descarte propio del juego *Quién soy?*.

Imagina ir a un restaurante y decirles que tienes alergia a un alimento, pero que no sabes cómo se llama, te dan varios ejemplos, pero les dices que no recuerdas cuál, ¿qué seguridad tiene el camarero de que ese alimento no esté entre los ingredientes de su menú?

Por último, pero también muy importante, considera seriamente la ayuda profesional de enfermería para abordar las recomendaciones generales y las terapias no farmacológicas en la migraña. Recuerda que en atención primaria tienen la suerte de contar con personal de enfermería cualificado. Te podrán asesorar en cuestión de mejora de hábitos saludables.

¿CUÁNDO DEBO ACUDIR A URGENCIAS?

Si ya has sido diagnosticado de migraña y sufres una crisis de las habituales para ti, acudir a urgencias probablemente no te va a suponer ningún beneficio. Es más, puede conllevar un uso inadecuado de los recursos sanitarios que, como sabes, son limitados. Te aconsejaría acudir a hacerlo en los siguientes casos:

- Crisis de migraña que se prolonga más de 48-72 horas a pesar de tratamiento.
- Aura migrañosa prolongada que dura más de una hora.
- Cefalea con características diferentes a las habituales: con dolor de mayor intensidad, asociado a otros síntomas como fiebre, pérdida de fuerza de brazo-pierna, parálisis facial, pérdida de visión de un ojo, visión doble, convulsión o desmayo.
- Durante el embarazo en caso de cefalea intensa que no se resuelve con los analgésicos.
- Si tienes más de cincuenta años, historia de cáncer o enfermedad del sistema inmune con cefalea intensa y persistente de causa desconocida.

Desde los servicios de urgencias se pretende descartar causas graves y ayudarte a resolver la crisis de dolor. Si acudes con frecuencia, es evidente que debes iniciar un tratamiento preventivo lo antes posible.

El tratamiento de la crisis de migraña en urgencias, especialmente cuando es prolongada y no cede con los analgésicos en casa, deberá basarse en lo siguiente:

- Asegurar una adecuada hidratación y la reposición de electrolitos, especialmente si has tenido vómitos.

- Tratamiento por vía parenteral (distinta a la digestiva, por vena o pinchado en el músculo) con analgésicos tipo antiinflamatorios y/o triptanes, fármacos para tratar las náuseas y los vómitos, un protector gástrico y, a veces, algún relajante para reducir la ansiedad y facilitar el sueño.

- Reposo en un ambiente tranquilo, lo habitual en urgencias (nótese la ironía).

No se recomienda el uso de medicación por vía digestiva porque existe el riesgo de vomitarlo y que tarde en hacer efecto. Se desaconseja usar opiáceos (derivados de la morfina). No está demostrado que el oxígeno suponga beneficio en la crisis de migraña. Si te indican corticoides durante unos pocos días, no debe superar las dos o tres semanas, lo hacen porque sirve para prevenir la reaparición inmediata de nuevas crisis de migraña.

¿QUÉ ES UN NEURÓLOGO Y A QUÉ SE DEDICA?

Es el especialista en neurología, el área de la medicina dedicada a las personas con patologías del sistema nervioso: el cerebro, el cerebelo, la médula espinal, los nervios, los músculos y la interacción entre todos. Entre las enfermedades que tratan con mayor frecuencia se encuentran: cefalea y neuralgias (dolor por un nervio dañado), epilepsia, ictus, enfermedad vascular cerebral, enfermedad de Alzheimer y otras demencias, enfermedad de Parkinson, trastornos del movimiento como temblores, esclerosis múltiple, trastornos del sueño, enfermedades musculares y muchas más. Con diferencia, la migraña es el motivo de consulta más frecuente por el que los pacientes acuden a neurología, supone hasta el 25 % de las visitas en consultas generales.

En España la carrera de Medicina está planteada para hacerla en unos seis años. Después de esto se realiza una prueba a nivel nacional para elegir especialidad, el examen MIR. Existen cerca de cincuenta especialidades distintas, nada menos. La formación como médico residente en una especialidad suele durar entre tres y cinco años. Con todo ese proceso se obtiene el título de especialista. Pese a esto, nunca se deja de estudiar, porque la ciencia progresa de forma rápida. Ya que el conocimiento es tan extenso que difícilmente una persona puede abarcarlo todo, los médicos tienden a centrarse en un área concreta de su especialidad, lo que se conoce como subespecialidad. En determinados centros y hospitales grandes, existen unidades específicas para el mejor manejo de los pacientes con patologías concretas. En los hospitales es habitual que los tratamientos con fármacos monoclonales y toxina botulínica para la migraña se realicen en consultas específicas o en unidades de cefaleas.

¿EN QUÉ SITUACIONES SE RECOMIENDA CONSULTAR POR CEFALEA CON UN ESPECIALISTA EN NEUROLOGÍA?

- Cuando no alivie con ninguno de los diversos analgésicos probados.

- Cuando aumente de forma significativa su frecuencia.

- Cuando no mejore a pesar de haber probado un tratamiento preventivo adecuado.

- Cuando resulte incapacitante, limitando así su vida.

- Cuando haya un uso inadecuado y excesivo de analgésicos según lo descrito.

- Cuando aparezcan síntomas que pudieran orientar hacia auras prolongadas y/o atípicas.

- Cuando el dolor de cabeza se acompañe de síntomas vegetativos en el mismo lado, como lagrimeo de un ojo, caída de un párpado o un ojo rojo que oriente a otro tipo de cefalea.

- Cuando tu especialista constate datos impropios para una cefalea tensional o migraña típica.

- Cuando tu especialista sospeche una neuralgia, un dolor ocasionado por la irritación de uno o varios nervios, como por ejemplo la neuralgia del nervio trigémino, encargado de la sensibilidad de la cara.

- Cuando empiece a manifestarse después de los cincuenta años (sin cefalea previa).

- Cuando exista historia personal de cáncer.

- Cuando aparece en una persona con algún tipo de alteración en sus defensas, como un tratamiento que altere la función del sistema inmune o el VIH.

Como has podido comprobar, muchos son los motivos por los que se recomienda acudir a la consulta con un especialista en neurología. Si fuera este tu caso, ya sabes qué hacer.

¿QUÉ ME PUEDEN PREGUNTAR EN LA CONSULTA?

Cuando acudas a la consulta, es importante que describas bien todos tus síntomas y los problemas que tienes. Tras esto, el profesional te hará una serie de preguntas para obtener más información.

Para conocer mejor tu historia, te hará algunas de estas consultas: ¿Tienes alguna alergia? ¿Hay algún medicamento que no toleres? ¿Tienes algún mal hábito ahora o en el pasado como fumar o beber alcohol? ¿Qué enfermedades te han diagnosticado a lo largo de tu vida? ¿Te han operado alguna vez? ¿En tu familia hay historia de algún problema de salud? ¿Tienes familiares con migraña? ¿Qué medicación tomas en el momento actual y por qué?

En el caso de que consultes por cefalea, las preguntas que te puede hacer son las siguientes: ¿Dónde notas el dolor? ¿De ahí el dolor se va para otra parte? ¿Cómo describirías el dolor? ¿Tienes la sensación de que el dolor es pulsátil como el latido del corazón? Cuando sientes el dolor, ¿te molesta la luz, los ruidos o los olores? ¿Se acompaña de náuseas o vómitos? ¿Aparecen también síntomas como un ojo rojo, el párpado caído, hinchado o lagrimeo? ¿Dirías que tienes varios tipos de cefaleas? ¿En qué momento del día suele aparecer el dolor? ¿Cuánto dura el dolor si no te tomas nada para calmarlo? ¿Cuánto tiempo pasa desde que empieza el dolor hasta que llega a su máxima intensidad? Antes de que aparezca la cefalea, ¿notas algo que avise? ¿Qué haces cuando aparece el dolor? ¿Con qué alivia o mejora? ¿Te tomas algo para el dolor? ¿Con qué relacionas el dolor? ¿Se desencadena o se agrava con algo? ¿Aparece tras alguna actividad? ¿Con qué frecuencia sucede? ¿Puedes decir cuántos días por semana o al mes notas cefalea? (si es muy frecuente, puede calcular cuántos días no tienes dolor). ¿Cómo repercute la cefalea en tu vida? ¿En qué te limita? ¿Entre los días que tienes dolor notas alguna molestia? ¿Duermes bien? ¿Sientes que tu descanso nocturno es reparador? ¿Te notas con mucho cansancio o sueño durante el día? ¿Roncas en exceso? ¿Sufres bruxismo, rechinas los dientes o te notas la mandíbula tensa? ¿Cómo te encuentras de ánimo? ¿Has subido o bajado de peso en los últimos meses?

Luego viene el momento de hacer una exploración física, que se realiza para obtener datos objetivos sobre tu estado de salud.

Con todo esto, se debe orientar un diagnóstico y establecer un plan de acción. Esto podría consistir en realizar algunas pruebas y valorar alguna terapia.

Personalmente, al terminar cada consulta tengo el hábito de entregar un informe donde se concluya un diagnóstico y un plan. Así lo puedes leer las veces que haga falta. Te propongo que te acostumbres a pedir un informe médico con cada especialista que visites, tanto para ti como para otros profesionales a los que puedas consultar en el futuro.

La información que recibes puede empoderarte y ayudarte a tomar mejores decisiones.

Para contribuir con esto, te propongo lo siguiente.

ANOTA AQUÍ LOS TRATAMIENTOS SINTOMÁTICOS QUE HAS PROBADO

- CUÁLES TE ALIVIAN Y TOLERAS AHORA:

- CUÁLES TE ALIVIAN, PERO NO TOLERAS:

- CUÁLES NO TE ALIVIAN Y/O NO TOLERAS:

ANOTA AQUÍ LOS TRATAMIENTOS PREVENTIVOS QUE HAS PROBADO

- CUÁLES TE FUNCIONAN Y TOLERAS:

- CUÁLES TE FUNCIONAN, PERO NO TOLERAS:

- CUÁLES NO TE HAN FUNCIONADO:

CONCLUSIONES

La migraña es una enfermedad muy frecuente e incapacitante que condiciona un gran desgaste emocional e impacta en aspectos personales, familiares, sociales y laborales. Es habitual que el diagnóstico y el inicio de tratamiento se realice tarde. De ahí la importancia de que conozcas bien tu migraña para identificar lo que te perjudica y lo que te puede ayudar. No tardes en demandar atención médica especializada, déjate asesorar por un profesional hasta encontrar el tratamiento que mejor te funcione, tanto para aliviar los síntomas y prevenirla, como para abordar los problemas asociados.

Aun cuando estamos lejos de descubrir una cura, puedes descubrir la forma de mejorar. Empezando por conocer qué es, cómo se manifiesta en ti, con qué se relaciona, cómo puedes mantener hábitos saludables y cómo la podemos tratar. La investigación nos ha proporcionado nuevos fármacos que han cambiado la historia de la migraña.

Muchas personas como tú sufren migraña y muchas han aprendido a vivir con ella. Aprovecha para apoyarte en quienes te entiendan, si es necesario contacta con asociaciones como AEMICE (Asociación Española de Migraña y Cefalea) para que te puedan orientar. Rompe con el estigma social latente, comparte con los demás lo que has aprendido y forma desde ya parte de la solución.

Hoy en día la información es poder y tienes el poder en tus manos. La atención médica ha evolucionado de un enfoque más paternalista a la visión actual en la que los pacientes y los familiares forman parte activa en la toma de decisiones junto con el profesional.

Empodérate en tu vida, en la salud y en la enfermedad.

ANEXO I

HIGIENE DE SUEÑO: hábitos para un descanso saludable. Sabes que dormir bien es muy importante, pero ahora te pregunto: ¿conoces realmente lo que tu cerebro necesita para conciliar el sueño? En las siguientes páginas te muestro una serie de consejos prácticos para que los adaptes a tu vida y logres un mejor descanso.

Tal vez creas que ya duermes bien y que no necesitas hacer ningún cambio, pero lo cierto es que, aunque así sea, merece la pena seguir unos buenos hábitos antes de que empieces a tener dificultades para conciliar el sueño. A modo de analogía: ¿crees que es mejor empezar a hacer ejercicio ya para prevenir diversas enfermedades o después cuando estas empiecen a causarte problemas?

Estas recomendaciones están pensadas para la población general, por lo que deberás adaptarlas a tu situación personal. Verás que la mayoría son de sentido común. Eso sí, no pienses hacerlo todo perfecto, piensa en progreso, en aquello que te permita dormir mejor y rendir más durante el día.

HORARIOS

Conoce tus ritmos y crea unos horarios de sueño. Trata de acostarte y levantarte de la cama a las mismas horas todos los días, intentando que no haya una diferencia superior a dos horas entre los días laborales y los días libres. Si has ido perdiendo horas de sueño a lo largo de la semana, no trates de excederte el fin de semana para recuperarlo, ya que modifica tu patrón de descanso. Tanto el exceso como la privación de sueño de forma continuada son perjudiciales para tu sistema nervioso, metabólico, vascular e inmunológico.

CONDICIONES DEL DORMITORIO

- Asegúrate de mantener un ambiente silencioso en el dormitorio toda la noche, libre de ruidos. El aislamiento acústico es importante para un buen descanso. Evita todo aquello que pueda generar ruidos en la habitación como el tictac de un reloj o los sonidos de una cama en mal estado.

- Procura que haya suma oscuridad en tu alcoba. Usa persianas o un antifaz si es necesario. Dormir con una luz encendida o con contaminación lumínica del exterior puede ser causa de una peor conciliación de sueño.

- Trata de que la habitación permanezca a una temperatura adecuada y estable durante la noche. Se recomienda mantener temperaturas entre 18°C y 21°C. El ser humano tiene una mala capacidad termorreguladora mientras duerme, por lo que las temperaturas extremas suelen provocar frecuentes despertares.

- Realiza una sabia elección del colchón, almohada y ropa de cama, buscando lo más adecuado para ti. Recuerda cumplir con los ciclos de vida recomendados de las almohadas y los colchones.

- Mantén en todo momento tu habitación ordenada y limpia. Evita en ella elementos distractores, luminosos, ruidosos o contaminantes.
- La cama es para dormir, no para comer, ver la televisión, trabajar con el portátil o usar el móvil. Evita el uso de dispositivos electrónicos que emitan luz al menos dos horas antes de acostarse. Es mejor dejarlos fuera de la habitación.

HÁBITOS ANTES DE DORMIR

- Desarrolla una rutina antes de acostarte. Por ejemplo: darte una ducha con agua caliente, escuchar música relajante, escribir en un diario, meditar o leer algo tranquilo.
- Haz ejercicio físico de manera regular, respetando un margen mínimo de tres horas antes de acostarte.
- Evita beber mucho antes de ir a dormir, para que no tengas que acudir al baño con frecuencia.
- Procura no ir a la cama con hambre. Evita las comidas copiosas. Tampoco te acuestes inmediatamente tras haber cenado, dale tiempo a tu cuerpo para hacer la digestión antes de dormir.
- Evita dormir con tu mascota, ya que sus movimientos pueden interferir con tu sueño.

DURANTE LA NOCHE

- La cama no es el mejor lugar para resolver problemas. Si hay algo que no puedas sacarte de la cabeza, escríbelo en un papel y déjalo para mañana.
- Si no logras dormirte en media hora, levántate de la cama y realiza alguna actividad relajante como leer o escuchar algo relajante hasta que te entre sueño.
- Si te levantas durante la noche, evita las luces intensas.

AL DESPERTAR

- Trata de despertarte con luz natural. Se ha visto que 45 minutos de exposición a la luz del sol por las mañanas ayuda a dormir mejor en la noche, ya que esto reinicia el ritmo del organismo. Si no es posible, usa luces intensas por la mañana.

SIESTA

- La siesta no es para todos. Mientras para unos es beneficiosa, para otros altera sus ritmos de sueño y resulta perjudicial. Evita la siesta si en consecuencia te cuesta luego conciliar bien el sueño en la noche. Si te ayuda dormir la siesta y te notas con más energía en la tarde, recuerda que no deben durar más de 20-30 minutos, ni hacerla pasadas 8 horas del despertar matutino.

SUSTANCIAS QUE DEBES EVITAR

- Evita el alcohol cerca de la hora de dormir. Al inicio puede dar somnolencia, pero disminuye el sueño profundo y reparador. El consumo de alcohol se relaciona con pesadillas, sudoración nocturna y cefalea en la mañana.
- Evita bebidas estimulantes. Esto incluye cafés y tés. La cafeína dura en el organismo hasta 14 horas, incrementa los despertares nocturnos y disminuye el tiempo total de sueño.
- Por las tardes evita la nicotina (tabaco, parches y chicles). En ocasiones es la necesidad de nicotina lo que te puede despertar durante la noche.

MEDICACIÓN

- Consulta con tu médico si está tomando algún fármaco que pueda afectar al sueño. Nunca suspendas medicación de forma brusca sin haberlo consultado con antes.

- No tomes pastillas para dormir que te hayan recomendados familiares o conocidos. Muchos pueden crear tolerancia y dependencia, además de efectos secundarios. Si notas dificultades para conciliar el sueño y te repercute durante el día, consulta con tu médico.

Si quieres saber más sobre *sueño saludable*, te propongo que leas el Documento oficial de la *Sociedad Española de Sueño* publicado en 2016 en la *Revista de Neurología*: https://ses.org.es/docs/rev-neurologia2016.pdf

MATERIAL DE APOYO

INFORMACIÓN DE INTERÉS SOBRE MIGRAÑA

PÁGINAS WEB

- www.dolordecabeza.net AEMICE (Asociación Española de Migraña y Cefalea). Ofrece información sobre migraña y otras cefaleas, guías, folletos.
- https://www.midolordecabeza.org/ Plataforma de información sobre cefaleas, repleto de contenido y recursos de utilidad.
- https://www.quironsalud.es/blogs/es/cefablog Blog creado por profesionales de la Unidad de Cefaleas del Hospital Universitario Fundación Jiménez Díaz en Madrid.
- http://dalevozatumigrana.es Web de información para pacientes con migraña. Laboratorio Novartis.

APLICACIONES DE MÓVIL EN CASTELLANO

- Migraine Buddy
- Registro de migraña
- miGuard

LIBROS DE MIGRAÑA

- *La migraña: aprende a prevenirla, a entender sus factores desencadenantes y cómo tratarla*, del Dr. Feliu Titus y la Dra. Patricia Pozo Rosich.
- *Empodérate de tu migraña*, del Dr. Robert Belvís y la Dra. Noemí Morollón. https://www.dolordecabeza.net/dolor-de-cabeza/biblioteca/
- *20 preguntas que siempre quisiste hacer a tu neurólogo*, del Dr. Robert Belvís Nieto y la Dra. Sonia Santos Lasaosa. https://www.dolordecabeza.net/dolor-de-cabeza/biblioteca/
- *Adiós a la migraña: Porque debemos tratarla, aunque no tenga cura*, del Dr. Jesús Porta-Etessam.

INFORMACIÓN DE INTERÉS SOBRE *MINDFULNESS*

PÁGINAS WEB

- www.aemind.es/
- www.webmindfulness.com/

VÍDEOS

- Serie Headspace en Netflix

APLICACIONES PARA EL MÓVIL

- Lojong
- Petit BamBou
- Mindfulness SCI
- REM Volver a casa
- Calm

- Siente
- Serenity
- Headspace
- Meditopia
- Intimind
- PuraMente
- Aire Fresco
- Mindfulness APP
- Meditación Ya

VÍDEOS ILUSTRATIVOS SOBRE FÁRMACOS MONOCLONALES ANTI-CGRP PARA MIGRAÑA

¿CÓMO FUNCIONA UN ANTICUERPO MONOCLONAL ANTI-CGRP?

GUÍA DE ADMINISTRACIÓN DE FÁRMACOS DISPONIBLES

ERENUMAB	GALCANEZUMAB
FREMANEZUMAB	EPTINEZUMAB

VÍDEOS ILUSTRATIVOS SOBRE INFILTRACIONES DE:

TOXINA BOTULÍNICA PARA MIGRAÑA

BLOQUEO ANESTÉSICO DEL NERVIO OCCIPITAL MAYOR

ALGORITMO DE TRATAMIENTO EN LA CRISIS DE MIGRAÑA

Una vez realizado el diagnóstico de migraña por un médico especialista, sigue sus consejos.

Aquí te aporto unas pautas sencillas a seguir en caso de sufrir una crisis de la migraña. Marca esta página del libro para recurrir a ella cuando lo consideres necesario.

TRATAMIENTO NO FARMACOLÓGICO

- Haz reposo en un ambiente tranquilo, silencioso y a oscuras. Puede ser sentado o tumbado. Mantén un ritmo suave de respiraciones.
- Puedes probar dormir una siesta.
- Aplica frío en la zona de dolor.
- Evita la deshidratación y el ayuno prolongado.

TRATAMIENTO FARMACOLÓGICO. Siempre bajo prescripción médica y evitando la automedicación.

- Para la cefalea tensional, toma aquel analgésico que mejor te funcione, siempre y cuando lo toleres bien, sea paracetamol o algún antiinflamatorio (tipo ácido acetilsalicílico, ibuprofeno o naproxeno).
- Para la migraña, toma aquel analgésico que mejor te funcione, siempre y cuando lo toleres bien, sea un antiinflamatorio, un triptan o la combinación de ambos.
- Si notas sensación nauseosa, puede tomarte algún fármaco como la domperidona o la metoclopramida.
- Si el dolor dura más de dos o tres días seguidos, valora acudir a urgencias para tratamiento.

CURRÍCULUM ABREVIADO

Habiendo iniciado una carrera profesional como violinista en la Academia de la Orquesta Filarmónica de Gran Canaria, la enfermedad de un familiar muy cercano me hizo descubrir mi *Ikigai*. Me di cuenta de que mi propósito en la vida era ayudar a otras personas. Eso junto con la necesidad constante de aprender me llevaron a estudiar la licenciatura de Medicina en la famosa Universidad de Salamanca. Tal vez fue el destino o la casualidad, pero de regreso a mi tierra natal y con la ayuda del Dr. Miguel Hervás, me enamoré de la neurología, donde poco después desarrollaría mi formación como especialista. En otros hospitales, como el Clínico San Carlos en Madrid y de la Santa Creu i Sant Pau en Barcelona, tuve la oportunidad de aprender de grandes profesionales. Curiosamente la vida me llevaría a formar equipo con el Dr. Hervás para atender personas con cefaleas que hasta el momento no han respondido a otros tratamientos. En esta consulta intento ofrecer mis conocimientos y mi experiencia con el deseo de poder ayudarles.

AGRADECIMIENTOS

A mi querida África, que me ha apoyado en todo momento con este proyecto.

A las personas que me han ayudado a llevarlo a cabo: Dulce Bermúdez, José Hernández, Julio Triana, Cristian Morales.

A la Sociedad Canaria de Neurología, por la ayuda que me han ofrecido para llevar a cabo este proyecto. A la Sociedad Española de Neurología, en especial al conjunto de personas que forman el Grupo de Estudio de Cefaleas. A la Asociación Española de Migraña y Cefaleas, con la que espero seguir colaborando.

A mis pacientes por enseñarme cada día cómo puedo mejorar.

A todas las personas que hacen posible ofrecer nuevas terapias a los pacientes.

FEEDBACK

Si deseas contactar conmigo y resolver alguna duda, puedes escribirme un email a laspalmasneurologia@gmail.com.

Con la intención de mostrar máxima objetividad, para la elaboración de este libro no he recibido la colaboración de ninguna empresa.

Por favor, si puedes ayúdame a hacer más visible la situación de las personas que sufren migraña y otras enfermedades neurológicas en mi perfil de Instagram, @dr.abian.munoz, donde también intento dar algunos consejos generales de salud.

Te agradezco de antemano el tiempo que has dedicado a la lectura de este libro. Cualquier comentario o reseña en Amazon puede resultar de gran ayuda.